Sumario

SERGIO A. CHACÓN M.

La Limpieza del Hígado
85
Capítulo 10
La Limpieza de la Sangre
96

Gestiona Tu Salud
Estilo De Vida Saludable
Vol. 1 : Détox

Dr. Sergio A. Chacón M.

GESTIONA TU SALUD
   ESTILO DE VIDA SALUDABLE
   VOLUMEN 1 : DÉTOX.
    ISBN : 9798223456339

Sobre el Dr. Sergio A. Chacón M.

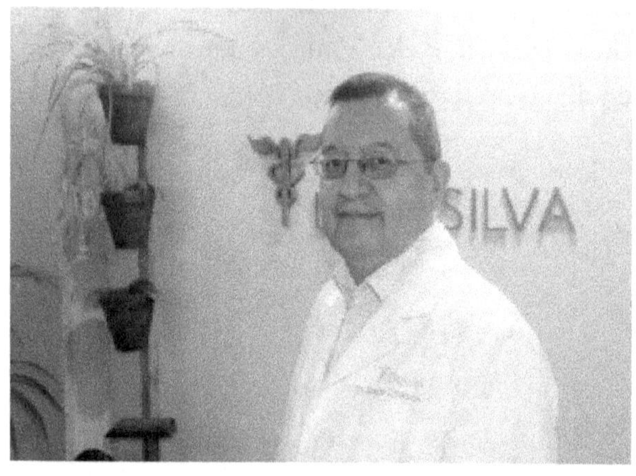

Médico venezolano graduado en 1986 en la Universidad de Los Andes y ejerció 15 años la *Medicina Convencional* de forma exclusiva. Trabajó en más de 10 instituciones sanitarias en diferentes ciudades de Venezuela y recorrió el largo camino desde la medicina rural y el internado rotatorio hasta la residencia de medicina interna y luego de cardiología.

En 1999, siendo el Cardiólogo Distrital del eje occidental del Estado Carabobo con sede en el Hospital de Bejuma y sintiéndose altamente decepcionado por la ineficacia de la medicina convencional para sanar a los pacientes enfermos del corazón, decidió incursionar por los caminos de la otra medicina, comenzando con la *Naturopatía*.

Después de constatar mejores resultados en sus pacientes al aplicar tratamientos naturales, decidió profundizar en este campo y se trasladó a EE.UU para formarse en Fitoterapia, Nutrición e Iridología Holística.

En el 2008 logro homologar su título médico en España y se instaló en Las Palmas de Gran Canaria, donde fundó un programa de Naturopatía de 3 años para profesionales de diferentes campos y lo coordinó por 10 años logrando varias promociones de Naturópatas.

En el 2016 fundó el primer Centro de Medicina Integrativa en Las Palmas de Gran Canaria incorporando los servicios de Medicina, Naturopatía, Acupuntura, Nutrición, Psicología y Fisioterapia, y fue el Director Médico de dicho centro hasta Febrero 2020.

En los últimos 3 años se ha dedicado a la consulta médica privada, la realización de nuevas maestrías, como la de *Microbiota* cursada con el grupo Regenera de Barcelona, España, en el 2022, a la producción de cursos online y a editar libros, siendo este su primer libro.

Contactos

*-Email : info@gestionatusalud.org

*-Instagram : @gestiona.tu.salud

*-YouTube : @dr.sergiochacón

*-FaceBook : www.facebook.com/dr.sergiochacon[1]

*-Web : www.gestionatusalud.org[2]

---

1. http://www.facebook.com/dr.sergiochacon

2. http://www.gestionatusalud.org

Dedicatoria

A la memoria del Profesor y Doctor Keshava Baht, PHD en Botánica y creador del movimiento de Naturismo Tropical en Venezuela y de quién tuve el gran honor de ser su discípulo; de él aprendí los primeros conceptos y la importancia del Détox en la salud.

Al Dr. Germán Alberti, fundador de la Revolución Naturista y pionero del concepto del Sanatorio Naturista en Venezuela; de él aprendí que sí es posible curar y sanar la mayoría de las enfermedades con una disciplina apegada a las leyes de la naturaleza, combinando técnicas Détox con alimentación frugívora y crudívora.

Al Dr. Juan Castillo y Dr. Guido Guedes, dos pioneros de las terapias alternativas y complementarias en Valencia, Venezuela, de quienes aprendí la utilidad y efectividad de la Fitoterapia, la Oligoterapia, la Cámara Hiperbárica, la Acupuntura y la Medicina Espiritual, en la recuperación de la salud.

A todos los pacientes que decidieron seguir mis indicaciones para desintoxicar sus cuerpos como primer paso para recuperarse de alguna enfermedad seria que azotaba sus vidas; porque ellos me enseñaron con sus experiencias y vivencias, que tal y como pregonaba Hipócrates en la antigüedad, la limpieza del cuerpo y los humores es de gran importancia para activas los procesos de autosanación del organismo.

Prólogo

Una de las facetas más oscuras de la realidad sanitaria del mundo en pleno siglo XXI, es el exageradamente alto, nivel de contaminación química en la que vivimos la mayoría de las personas que habitamos los grandes centros urbanos que concentran la mayor densidad de población del planeta.

Vivimos en un mundo *tóxico,* rodeados de venenos, xenobióticos, pesticidas, y toda clase de químicos, gases y contaminantes que pululan en todas partes, en el aire, el agua, los alimentos, la ropa, las casas, las cocinas, los coches, las escuelas, los lugares de trabajo y prácticamente todos los ambientes donde nos movemos y vivimos.

Recibimos toda esa carga tóxica desde antes de nacer, mientras nos formamos en el vientre materno, a través de la sangre de nuestra madre, quién vive en contacto con el mundo tóxico que nos espera y es invadida constantemente por esos químicos. Existen diversos estudios que han demostrado la existencia de diferentes tipos de venenos circulando por la sangre del cordón umbilical justo al momento del parto, y también en el calostro y la leche materna; luego seguimos acumulando toxinas en la infancia y el resto de nuestra vidas para convertirnos en los seres contaminados que somos, hasta que brota una enfermedad grave, producto de tanta inmundicia y si no nos aniquila de una vez, nos convierte en esclavos felices de farmacias y hospitales.

El libro que tienes en tus manos pretende aportar un granito de arena para contribuir a luchar contra la realidad tóxica en la que todos vivimos. En sus páginas podrás conocer muchas cosas relacionadas con las toxinas y lo que hacen en nuestro cuerpo, pero más importante aún, aprenderás múltiples formas para limpiar tu cuerpo de esas malignas toxinas, para que te adaptes a la que más te llame la atención y se ajuste a tus necesidades, y de esa forma puedas adquirir el hábito de hacer algo para reducir el impacto de la grave toxicidad a la que estás expuesto diariamente, al igual que todos.

En el primer capítulo te presentaré el concepto, naturaleza y procedencia de esas múltiples toxinas que te rodean y amenazan tu salud y tu vida.

En el segundo capítulo te explico el concepto de *Emuntorios,* que representa a todos los órganos que intervienen en la función *Détox* del cuerpo humano y que se conocen como *órganos de eliminación.*

En el tercer capítulo te hablaré del proceso de *Desintoxicación* del cuerpo, tanto de los mecanismos naturales que usa el organismo para lograrlo, como las diferentes técnicas détox que puedes aplicar para ayudar a tu cuerpo a mantenerse limpio.

En el cuarto capítulo nos iremos a la *Dieta Détox,* porque debes comprender que para realizar una desintoxicación efectiva y duradera debes hacer cambios importantes en tu dieta, porque los alimentos representan una ruta principal por medio de la cual entran las toxinas a nuestro cuerpo.

En el quinto capítulo abordaremos el concepto de *Frutoterapia,* que implica el uso del poder curativo de las frutas para ayudar a sanar múltiples enfermedades.

En el sexto capítulo te enseñaré la importancia de utilizar la *Jugoterapia* en el proceso de desintoxicación y además, para ayudar a mejorar muchos trastornos de salud.

En el séptimo capítulo entraremos en el mundo del *Ayuno,* la técnica de desintoxicación más antigua y económica que se practica, que además de ser sencilla, nos aporta variados efectos beneficiosos.

En el octavo capítulo conocerás las diferentes formas de limpiar el colon, uno de los órganos de eliminación más importantes y de fácil acceso.

En el noveno capítulo te enseñaré la forma de limpiar el hígado, el principal órgano de desintoxicación del cuerpo, y cuyos beneficios para la salud son extraordinarios.

En el décimo capítulo cerramos con la limpieza de la sangre y los tejidos mediante la *Técnica de Quelación,* un procedimiento muy efectivo para limpiar toxinas depositadas en los tejidos y que circulan por la sangre, y que goza en la actualidad de un amplio respaldo científico.

He añadido un anexo, para hablarte de los diferentes test de laboratorio que ayudan a detectar la mayoría de las toxinas que hay en tu cuerpo, para que tu médico te aplique la mejor técnica détox.

Capítulo 1
Vivimos en un mundo Tóxico

1.-¿Qué son las toxinas?

En nuestra sociedad actual, la mayoría de las enfermedades son debidas al estrés, dietas empobrecidas, factores genéticos, agentes químicos y físicos, microrganismos, inflamación, degeneración, autoinmunidad, falta de ejercicio y crecimiento anormal.

Mientras todos estos factores representan causas verdaderas de enfermedad, existe un elemento aún más primario y profundo que contribuye a generar todos los problemas de salud actuales, ese elemento es la *"Toxicidad"*.

La exposición a las toxinas y la subsecuente acumulación de las mismas en el organismo es la causa de un gran número de enfermedades, tanto de las que ocurren en forma aguda como aquellas que tienen un curso crónico.

Una Toxina es a menudo definida como : *"una sustancia venenosa producida por plantas, algunos animales y bacterias potencialmente patógenas"*.

Otra definición mucho más breve de toxina es la del *"Xenobiótico : que implica un químico externo no producido* por el cuerpo humano".

El Dr. Elson Haas del Centro de Medicina Preventiva de Marín, en San Rafael, California define en forma más amplia una toxina como:

"cualquier sustancia que ejerce un efecto irritante o perjudicial en el cuerpo, capaz de debilitar nuestra salud o estresar nuestros órganos a nivel bioquímico o funcional".

2).-¿De dónde proceden las toxinas?

Se estima que en la actualidad todos estamos expuestos a unas 5000 toxinas diferentes cada día, y el promedio de venenos químicos detectados en la sangre de una persona común oscila entre 40 y 90, con un promedio de 70. La mayor parte de estas toxinas provienen de:

*-***Los alimentos*** que consumimos que están cargados de herbicidas, pesticidas y aditivos alimentarios

*-***El agua*** que ingerimos, cargada de cloro, flúor y otras sustancias que pueden resultar incluso cancerígenas

*-***El aire*** que respiramos, cargado de polución y venenos volátiles que emanan de los vehículos y la industria

*-***El vestuario*** que usamos, acicalado con toda clase de elementos sintéticos tóxicos que penetran por la piel

*-***Todos los ambientes*** donde nos movemos, la casa, el trabajo y hasta la escuela, están cargados de diversas toxinas

Todas las toxinas y venenos que penetran en el organismo se acumulan en nuestros tejidos y afectan los procesos de oxigenación y nutrición celular, perturbando la producción de energía al impactar las mitocondrias, lo que deteriora progresivamente la armonía fisiológica sistémica que es necesaria para mantenernos en estado de bienestar y salud. Por eso es necesario llevar a cabo procesos de desintoxicación que nos ayuden a limpiar nuestro cuerpo de forma natural.

Capítulo 2
Los Emuntorios

1.-Qué son los Emuntorios?

Toda sustancia tóxica se vuelve parte constitutiva de nuestro organismo, sobrecarga nuestros sistemas naturales de desintoxicación, y produce un "empantanamiento" o "ensuciamiento" del medio interno. La limpieza de la sangre y de los humores es la meta principal de los métodos y procedimientos naturales de curación que intentan una recuperación integral. Hipócrates insistía en que la salud depende de la *"constitución de los humores"*, solamente después de la eliminación de los *"residuos tóxicos"* de nuestro ambiente interior, podrán entrar en actividad las *"fuerzas autocurativas"*, los *sistemas de regulación"* y el *control de la salud"*.

Todos los humores del cuerpo están en permanente intercambio dentro de la llamada *Matriz extracelular* que se corresponde con el espacio *intersticial,* un sistema de regulación ubiquitario, se encuentra en todas partes y en permanente contacto con la totalidad de los sistemas orgánicos. Estos humores necesitan una limpieza permanente que es efectuada a través de los 4 grandes sistemas de eliminación y desintoxicación que posee el organismo, denominados *órganos emuntoriales,* representados por el intestino, pulmones, piel y riñones.

Todas aquellas medidas que ayudan a la eliminación de toxinas, como el ayuno, la sudoración, la adecuada y controlada purga intestinal, la sueroterapia, resultan en manos del buen médico naturista una terapia plena de éxitos. No solo en lo referente a la enfermedad aguda, sino también en cuanto a la limpieza general de humores y tejidos.

Si el organismo, a pesar de los citados intentos de eliminación, no logra dominar la situación, intentará deshacerse de lo que resulta pernicioso mediante inflamaciones producidas en la superficie de la piel y mucosas con componentes de sustancias toxicas, residuos y gérmenes patógenos. Reaccionara en su defensa, produciendo *eritemas, urticarias, eczemas, abscesos, forúnculos, flemones, exudados,* etc. El famoso neurólogo Romberg apunto que la *neuritis es un grito que emite el nervio exigiendo sangre más limpia,* en ese sentido, cualquier *"itis"* (artritis, colitis, hepatitis, nefritis) reclamaría el mismo principio.

El fin primordial de cualquier *Terapia Biológica* es prestarle apoyo al organismo en sus esfuerzos por desintoxicarse. Las terapias que utilizan ozono, oxígeno, enzimas y drenadores fitoterápicos resultan de una gran ayuda. Pero si el cuerpo no logra deshacerse correctamente de sus basuras, las depositara en una *fase de deposición* produciendo lo que se conoce como *bloqueo mesenquimático o empantanamiento* de la matriz extracelular. De ahí la gran importancia de los órganos emuntorios, de los cuales depende la limpieza del organismo, ya que si no realizan su función satisfactoriamente, toda nuestra matriz extracelular se convertirá en un basurero.

El hígado es el principal órgano de desintoxicación del cuerpo y se encarga de transformar todas las toxinas en moléculas fáciles de eliminar por los órganos de eliminación, también llamados emuntorios.

Los riñones se encargan de filtrar la sangre a un ritmo de 60 a 120 ml/minuto para formar la orina y eliminar de 1,5 a 2 litros/día cargada de toxinas como urea, creatinina, ácido úrico y amoniaco.

Los pulmones son los encargados de eliminar las toxinas volátiles que en forma de CO_2 y ácido carbónico son eliminados con la llamada perspiración que en forma de vapor de agua eliminamos con cada exhalación

Los intestinos representan la ruta de eliminación de toxinas liposolubles que son expulsadas con la bilis procedente del hígado y además contienen una microbiota muy diversa que también metaboliza muchas toxinas que son eliminadas con las heces fecales

La piel, conocida con el tercer riñón, posee millones de glándulas sudoríparas a través de las cuales elimina agua, calor y toxinas al exterior, y también glándulas sebáceas, por las cuales se eliminan toxinas grasosas las cuales son descompuestas por la microbiota normal de la piel.

2.-¿Cómo se manifiesta la congestión de los Emuntorios?

Los órganos de eliminación del cuerpo, llamados emuntorios, poseen una capacidad y velocidad para limpiar y desintoxicar al cuerpo, pero cuando la cantidad de toxinas que ingresan al cuerpo superan esa capacidad, aparecen los síntomas de intoxicación y sobrecarga de los emuntorios.

A.-Hígado : los síntomas de sobrecarga toxica del hígado incluyen

*-Dificultad para asimilar los alimentos, inapetencia, dolor de cabeza después de comer

*-Boca pastosa, lengua blanquecina o amarillenta, sabor amargo en la boca, hinchazón de vientre

*-Acumulación de gases, náuseas, vértigos, insomnio a primeras horas de la noche y dificultad para despertar

*-Picor de la piel, caspa, caída del cabello, fatiga muscular, calambres y problemas visuales.

b.-Intestinos : los síntomas de sobrecarga tóxica intestinal incluyen

*-Trastornos del tránsito intestinal : estreñimiento o diarrea

*-Modificación de las heces : poco formadas, amarillentas, malolientes, flotantes

*-Gases intestinales : indican excesiva fermentación y putrefacción intestinal por desequilibrio de la microbiota

*-Hinchazón de vientre causada por enlentecimiento del tránsito y dilatación del colon transverso por acúmulo de heces y gases

c.-Riñones : Los signos de sobrecarga toxica de los riñones son

*-Sensación de ardor al orinar (disuria)

*-Orina oscura indica sobrecarga de desechos y carencia de líquidos

*-Presencia de arenilla o cristaluria en la orina con tendencia a formar cálculos

d.-Pulmones : los signos de sobrecarga tóxica son

*-Fosas nasales congestionadas y necesidad constante de sonarse la nariz

*-Flujo de mucosidad nasal cuando se inclina la cabeza hacia adelante

*- Respiración dificultosa, el aire entra con dificultad y boca abierta para ayudar en la respiración

*-Ante el menor esfuerzo se queda sin aire y empieza a escupir

e.-Piel : Los signos de sobrecarga toxica son

*-Epidermis; piel seca, agrietada o excesivamente grasosa, caspa, espinillas, barros , y acné

*-Dermis; sudoración escasa, limitada a ciertas áreas (axila) y mal olor del sudor

*-Hipodermis; celulitis, retención líquida y obesidad

f.-Linfa : Los signos de sobrecarga toxica son

*-Retención líquida en párpados, manos y pies al final del día

*-Inflamación de los ganglios linfáticos

*-Aparición de reacciones alérgicas

3.-¿Cómo limpiamos los Emuntorios?

Riñones :

*-Ingesta de agua suficiente para mantener la orinas clara y sin sensación de sed

*-Frutas; todas son buenas, en especial arándanos, cerezas, manzanas, durazno, pomelo, melón y sandía

*-Verduras; repollo, hinojo, berenjena, perejil, apio, achicoria, berros, espárragos, cebolla, ajo porro y nabos

Piel :

*-Fricción seca con esponja vegetal o trapo áspero de algodón, facilita la descamación y estimula el metabolismo

*-Ejercicio físico, especialmente al sol y con ropa oscura, finalizando con ducha fría

*-Baño de vapor, sauna, baño turco o temascal mejicano, dilata los poros y facilita la sudoración

*-Baño hipertérmico a temperatura de 37 grados y añadiendo calor hasta lo que más resista.

Pulmones :

*-Eliminar los alimentos que aumentan las mucosidades : lácteos, gluten, carnes procesadas (embutidos)

*-Aumentar los alimentos fluidificantes : jengibre, cebolla, dátiles, higos, rabanitos, limón, berro, miel de abejas, etc.

*-Infusiones de plantas expectorantes : eucalipto, llantén, orégano, tomillo, borraja, tusilago, regaliz, pulmonaria y propóleo

*-Ejercicio físico que genere jadeo como trotar, pedalear y gimnasia enérgica

*-Drenaje postural : pararse de cabeza o asumiendo la posición de la vela del yoga.

Intestino Grueso :

*-Jugos depurativos : a base de limón, ajo, aloe vera, plantas medicinales (sen, cáscara sagrada y psyllium)

*-Enemas de limpieza : usando limón, agua de lino, café, o plantas medicinales

*-Hidroterapia del colon : usando un equipo médico para lavar todo el colon de forma controlada

Linfa :

*-Evitar : grasas hidrogenadas y trans, alimentos refinados, pesticidas, hormonas, antibióticos, alcohol y tabaco

*-Incremente el consumo de vegetales crudos variados, cúrcuma, mijo, germinado de alfalfa y hongo shiitake

*-Suplementos; vitaminas A, E, B9, C, zinc, selenio y flavonoides

*-Plantas; centella asiática, equinácea, rosa mosqueta, tomillo, hipérico, diente león, maca, muérdago y cola de caballo

Hígado :

*-Jugoterapia; jugo de manzana + sales de Epson + Jugo de pomelo con aceite de oliva

*-Plantas; boldo, cardo mariano, alcachofa, diente león, rábano negro, poleo.

*-Suplementos : metionina, colina, inositol, cisteína, glutatión, selenio.

Capítulo 3
La Desintoxicación

1.-Qué es la Desintoxicación?

Es el proceso natural del cuerpo para eliminar las toxinas, a través de los llamados *Emuntorios* que son los órganos de limpieza del cuerpo, como el hígado, los riñones, los intestinos, los pulmones y la piel.

El hígado es el principal órgano involucrado en los procesos de desintoxicación del organismo, y cumple esta importantísima función a través de dos fases :

a.-Fase I de desintoxicación

*-Durante esta fase se transforman las sustancias químicas liposolubles y no polares, en otras sustancias más polares e hidrosolubles, para ser excretadas luego en la fase II.

*-Las reacciones bioquímicas que ocurren son *"Reacciones de Biotransformación"* e incluyen procesos de *"Oxidación"* y *"Reducción".*

*-Más de 50 enzimas diferentes participan en la Fase I. El principal grupo de enzimas requeridos se denomina *Citocromo P450* e incluye mono oxigenasas y amino oxidasas.

*-La mayoría de estas enzimas están en el hígado, el órgano con más capacidad metabólica.

También se ha encontrado actividad de citocromo P450 en los intestinos, corteza adrenal, testículos, bazo, corazón, músculos, cerebro y piel.

*-En general, las reacciones de la fase I de desintoxicación reducen la toxicidad de las sustancias, sin embargo, también pueden ser sintetizadas algunas, más toxicas que los compuestos originales, y a ello se le conoce como *"Bioactivacion",* e incluyen toxinas teratogénicas, mutagénicas y cancerígenas.

*-Durante la Fase I, también se pueden liberar *Radicales libres* que pueden incrementar el riesgo de cáncer.

b.-Fase II de desintoxicación

*-En esta fase se *conjugan* algunas moléculas químicas con las toxinas de la fase I para hacerlas *hidrosolubles* y favorecer su excreción. Los principales mecanismos bioquímicos involucrados incluyen :

*-Acetilación; se añaden moléculas de *ácido acético* a las toxinas en presencia de ácido pantoténico o vitamina B5.

*-Acilación; se añaden moléculas de *acil coenzima A* para formar *ácido hipúrico* que se elimina por orina

*-Gluconacion; se añade ácido glucurónico para eliminar sales biliares, fármacos, alquitrán, tintes y fenoles.

*-Conjugación con glutatión; es la principal vía de neutralización de los radicales libres del cuerpo.

*-Metilación; añadiendo grupos metilos se eliminan la adrenalina y norepinefrina en presencia de vitamina B6

*-Sulfacion; añadiendo azufre para eliminar metales pesados, drogas y aditivos alimentarios.

2.-¿Cuándo debemos realizar un Détox?

a.-Ante la presencia de síntomas :

- Cefalea, dolor articular y de espalda.
- Problemas respiratorios recurrentes.
- Alergias alimentarias o respiratorias.
- Insomnio y trastornos del estado de ánimo o humor.
- Estreñimiento, artritis, hemorroides, sinusitis, úlceras, psoriasis y acné.

b.-Evaluando algunos parámetros de laboratorio :

- Examen de orina y heces
- Ciertos análisis de la sangre como urea, creatinina, ácido úrico
- Evaluación de la función hepática; transaminasas y bilirrubina

- Examen de la raíz del cabello para medir metales pesados y otras toxinas

3.-¿Qué precauciones debemos observar?

a.-Una pregunta clave: ¿Estoy lo suficientemente saludable para emprender una desintoxicación rápida y activa, o debo hacerla lentamente?.

Cada persona que desea iniciar una técnica de desintoxicación, debe buscar la orientación de un profesional cualificado para ayudarle a seleccionar el nivel de intensidad del proceso détox.

b.-La desintoxicación puede no ser apropiada para las personas de bajo peso, físicamente débiles, o con alguna de las condiciones siguientes :

- Los menores de 6 años de edad
- Mujeres embarazadas o lactando
- Personas con niveles bajos de azúcar y/o diabéticos
- Personas alcohólicas y los que están en tratamiento para enfermedades mentales
- Personas que padecen de convulsiones y/o epilepsia
- Personas que sufren de arritmias cardiacas
- Personas que padecen de cualquier tipo de cáncer y están muy debilitadas
- Personas portadoras de marcapaso cardiaco
- Personas en recuperación de cirugía reciente (3 meses)
- Personas que han tenido trasplante de órganos

4.-¿Qué suplementos pueden ser útiles?

Aportan los nutrientes requeridos en cada una de las fases de desintoxicación para que estas se cumplan de forma correcta y completa.

.-Vitaminas necesarias

-*Betacaroteno.* Presente en los vegetales verdes, rojos y amarillos

-Tiamina. Es la vitamina B1 que se encuentra en los lácteos, carnes, legumbres, cereales integrales y frutos secos

-Vitamina C. Presente en las frutas y vegetales verdes

-Vitamina E. Presente en los aceites vegetales, verduras verdes frondosas, cereales integrales, frutos secos.

***.-Minerales necesarios**

-Cobre. Presente en los frutos secos, alimentos marinos y carnes.

-Hierro. Presente en legumbres, frijoles, vegetales verde y carnes.

-Magnesio. Presente en las nueces, legumbres, frijoles, vegetales verde oscuro y el salvado de cereales.

-Manganeso. Presente en vegetales frondosos, cereales integrales, nueces, plátanos, legumbres y frijoles.

-Molibdeno. Presente en los cereales integrales, semillas y legumbres.

-Azufre. Presente en el ajo, huevos, cebolla, frijoles y carnes.

-Zinc. Presente en las espinacas, frijoles, semillas de calabaza, carnes, mariscos y lácteos.

***.-Otros Nutrientes necesarios**

-Acido alfa cetoglutámico. Ayuda a desintoxicar el amoníaco.

-Colina. Presente en los cereales integrales, quesos, carnes y legumbres.

-Ácidos Grasos. Presentes en las semillas de lino, soja, pescado.

-Lecitina. Presente en legumbres, cereales, soja, huevos, pescado.

-Metionina. Presente en las carnes, huevos y cereales integrales.

-Silimarin. El principio activo del *Cardo Mariano,* que ayuda a desintoxicar el hígado

5.-¿Cuáles son los beneficios?

*-Después de una desintoxicación ocurrirán muchos cambios que mejoran la calidad de vida.

*-Tendremos mayor claridad mental

*-Reducción del estrés sobre el sistema inmune

*-Sentiremos mayor vitalidad y energía

*-Disminución de la tensión arterial y las grasas en sangre.

*-Habrá una mejor asimilación de vitaminas y minerales en el tubo digestivo y una mejora de la función de la microbiota intestinal.

*-Aumenta la resistencia a infecciones, alergias y trastornos de piel.

*-Mejorará la flexibilidad del cuerpo

*-Se incrementará nuestra fertilidad

Capítulo 4
La Dieta Détox

1.-Las Restricciones

a.-Alimentos estimulantes : todas irritan el tubo digestivo

- Café y todo lo que lleve cafeína como los refrescos de todos los tipos
- Té : rojo, verde, negro, mate.
- Chocolate, cacao, cola-cao, quinác.
- Alcohol; todas las bebidas.

b.-Alimentos Lácteos : todos producen mucha mucosidad interna

- Toda clase de leche animal; vaca, cabra, oveja, camella, etc.
- Derivados; queso, yogurt, mantequilla, nata, natilla, kéfir, etc.

c.-Alimentos Embutidos : todos aumentan el riesgo de cáncer

- Jamón de todo los tipos; serrano, york, cocido, etc.
- Fiambres de pollo, pavo, cerdo, vaca, ternera y sus patés
- Salchichas, chorizo, mortadela, tocino, pata cerdo, salchichón, salami etc.

d.-Golosinas : todas van cargada de edulcorantes y colorantes

- Caramelos, chicles, gomitas, regaliz, refrescos de todo tipo
- Bollería, gelatina, yogurt de vaca, queques, tartas, flan, natilla, nutela etc.
- Helados, postres elaborados (mus de chocolate, polvito

uruguayo, tiramisú)

e.-Alimentos procesados : todos contienen aditivos

- Alimentos enlatados, embotellados, empaquetados, en cartones etc
- Alimentos conservados, encurtidos, en sobres y ricos en gluten.
- Todos los derivados del trigo, centeno, cebada : pasta, pan, galletas, harinas, etc.

2.-Los Substitutos

*-Substituye la sal blanca refinada común por :

- Sal de cocina; 50% menos de sodio
- Sal de mesa; sal de hierbas, Himalaya rosada o negra.
- NO sal : sal de potasio (en caso de presión alta)

*-Substituya el azúcar y el trigo por :

- Stevia : para endulzar infusiones y similares
- Sirope de Agave : para endulzar jugos y batidos
- Sirope de Arce : para endulzar jugos y batidos
- Cereales sin gluten : arroz, maíz, quinoa, mijo.

*-Substituya el café por :

- Café de cereales, Roibos o Achicoria
- Sucedáneo; achicoria y cereales

*-Substituya el té y vinagre por :

- Infusiones de hierbas naturales ajustadas a su necesidad.
- Limón en vez de vinagre.

.*Substituya la leche por :

- Bebida de soja, almendras, avena, arroz, nueces, avellanas
- Queso por tofu, y yogur de soja, coco, almendras, anacardos etc.

*-Substituya las carnes rojas (res, cerdo y cordero) y embutidos por:

- Legumbres : judías negras, rojas, blancas.
- Pescados : salmón, atún, sardina, bacalao, anchoas.
- Carnes de aves ecológicas : una vez al día varias veces a la semana.

3.-El orden de los alimentos

a.-Primer plato ; comience siempre con lo *crudo* primero, ya que nuestro tubo digestivo asimila 100% esta clase de alimentos.

.-Desayuno; siempre una fruta adelante y 30 minutos después lo demás.

.-Almuerzo; siempre una ensalada cruda adelante y 10 minuto después lo demás

.-Cena; una fruta o ensalada cruda adelante y 30 minutos después lo demás.

b.-Segundo plato : lo cocinado y tiene tres (3) opciones

1.-Proteína animal sin harinas

2.-Carbohidratos solos o con vegetales

3.-Proteína vegetal sola o con carbohidratos

d.-Tercer plato y último ; la sopa

Siempre se deja la sopa, crema, puré o potaje para el final porque es los más cocinado, lo que lleva más fuego y lo que tiene más bajo valor nutritivo, que nuestro intestino asimila sólo en un 10%.

4.-Las Combinaciones

a.-No mezclar proteína animal (carnes, huevo, lácteos) con carbohidratos (arroz, pasta, papa, pan etc). Porque produce una digestión muy pesada, ácida y putrefactiva.

.-La proteína animal va con vegetales y verduras

.-Los carbohidratos van con vegetales y verduras

b.-No mezclar frutas con las comidas porque su azúcar genera excesiva fermentación. Las frutas se ingieren 30 minutos antes o 2 horas después de comer.

c.-Nunca mezcle más de tres frutas a la vez, y respete las regla de ácidas con ácidas y dulces con dulces, nunca mezcle ácidas con dulces. Las neutras (manzana y pera) mezclan con ácidas y con dulces.

d.-Nunca ingiera ningún tipo de líquidos con las comidas, ya que diluyen los jugos digestivos y altera el proceso de la digestión.

e.-Nunca ingiera bebidas frías ya que generan un shock térmico en el intestino y paraliza la digestión y causa calambres o cólicos digestivos.

f.-Nunca ingiera ninguna clase de postres con las comidas porque el exceso de azúcar, leche y harina refinada genera acidificación y putrefacción.

5.-Cuidando la Microbiota

Para restablecer o repoblar la *flora intestinal* debemos tomar una serie de medidas saludables como, por ejemplo, realizar algunos cambios en nuestra dieta para que nos aporte una cantidad adecuada de probióticos y prebióticos así como alimentos antibiótico, que nos ayudarán a luchar contra bacterias y hongos no deseados.

No sólo serán importantes los cambios en nuestra alimentación sino que también debemos realizar cambios en nuestros hábitos diarios para evitar en la medida de lo posible situaciones de estrés, depresión, sedentarismo, tratamiento con antibióticos, etc. Que pueden ralentizar dicho restablecimiento de la *microbiota intestinal.*

A.-Alimentos con efecto Antibiótico natural

◈ Ajo y Cebolla.

◇ Jengibre e hisopo
◇ Melisa y tomillo
◇ Ulmaria y quinácea
◇ Romero, menta y salvia
◇ Cardamomo.
◇ Propóleo y miel

b.-*Alimentos que aportan Probióticos naturales (bacterias)*

◇ Yogur y/o yogur bebible sin azucarar.
◇ Leche fermentada y kéfir
◇ Yogur de soja, coco, anacardos etc.
◇ Pasta de soja fermentada, tempeh y miso
◇ Chucrut o Sauerkraut (repollo fermentado)
◇ Alcachofas marinata o fermentada
◇ Kimchi y té kombucha.
◇ Pan de masa madre.
◇ Chufas, avena sin gluten y miel
◇ Chocolate negro.
◇ Alga espirulina.
◇ Queso y leche de cabra.

b.-*Alimentos que aportan Prebióticos naturales (alimento para las bacterias)*

◇ Alcachofa y achicoria
◇ Banana y/o plátano verde
◇ Legumbres.
◇ Papa y batata
◇ Cebolla, ajo y puerros (ajo porro)
◇ Avena y cebada

◇ Espárrago.

◇ Arroz integral.

◇ Membrillo, peras, manzanas, higos, ciruelas.

Capítulo 5
La Frutoterapia

1.-¿Qué es?

Es el uso de las frutas como medicinas que te ayudarán a prevenir o tratar enfermedades

2.-¿Qué aportan las frutas?

- *Agua* : 80 a 95%
- *Carbohidratos simples* : glucosa y fructosa que aportan energía
- *Vitamina C y betacaroteno* : estimulan las defensas inmunes
- *Minerales* : K, Mg, Fe, Ca que regulan muchas funciones
- *Acidos orgánicos* : cítrico , málico, ascórbico que son alcalinizantes de la sangre
- *Fitoquímicos* : flavonoides y antocianinas que son antioxidantes y protegen las células
- *Fibra dietética* : pectina, celulosa, lignina que estimulan el tránsito digestivo y nutren la microbiota

3.-¿Cuáles son sus efectos biológicos?

*-Antioxidante; principal fuente natural. Previene el envejecimiento prematuro, arteriosclerosis, Cáncer y otras enfermedades.

*-Detoxificante; no genera residuos tóxicos al digerirse, efecto diurético que depura la sangre.

*-Regulador; laxante y suavizante de la mucosa intestinal. Regula la digestión de los alimentos

4.-¿Cuál fruta para qué problema?

- *Albaricoque :* debilidad y fatiga

- *Arándano rojo :* infecciones urinarias
- *Badea :* úlceras gástricas
- *Banana :* calambres musculares
- *Ciruelas :* anti diabetes
- *Coco :* piel y cabello
- *Dátiles :* fortalece los huesos
- *Duraznos :* anti anémico
- *Fresas :* artritis y reumatismo
- *Granada :* sube las defensas
- *Guanábana :* catarros y dolores musculares
- *Lima y limón :* ácido úrico y gota
- *Lulo :* insomnio
- *Mamón :* mejora los riñones y la vejiga
- *Mandarina :* anti alérgica
- *Mango :* mejora la visión
- *Manzana :* pelo y uñas
- *Melón :* tránsito intestinal
- *Mora :* sube la presión
- *Pera :* microbiota intestinal
- *Papaya :* digestión y anti cáncer
- **Piña** : inflamatoria y anti microbiana
- **Pomarrosa** : salud de la tiroides
- *Tomate de árbol :* baja la presión arterial
- *Uvas :* protege al corazón
- *Zapote :* laxante y suaviza la piel

Capítulo 6
La Jugoterapia

1.-¿Qué es la Jugoterapia?

Es un sistema de purificación y restauración del organismo que usa los jugos de frutas y vegetales frescos para proporcionar una base nutricional a los procesos curativos del cuerpo.

2.-¿Por qué son beneficiosos los jugos naturales?

*-Es el método más fácil de obtener una gran cantidad de nutrientes almacenados dentro de las células de las frutas y verduras,

*-Aportan: azúcares, proteínas, enzimas, y fitoquímicos en una masa muy reducida.

*-Los nutrientes se proporcionan de una forma concentrada, cruda y no procesada, fácil de consumir e ingerir

*-95% de las sustancias vitales pasan directamente a la sangre y son aprovechadas rápidamente, sin pérdida de tiempo

*-Captamos la energía almacenada en las plantas y la transferimos a nuestras células corporales.

*-Ayudan a complementar y equilibrar las deficiencias nutricionales de la dieta actual

*-Limpian y regeneran el organismo, tonifican y favorecen la eliminación de toxinas

3.-¿Cómo trabajan los jugos naturales?

*-Modulan la síntesis de prostaglandinas que mejoran la acción de las células del sistema inmune

*-Aportan sustancias para evitar que los carcinógenos lleguen a y reaccionen con los tejidos corporales.

*-Por su contenido en selenio, betacaroteno y Vit A-C-E suprimen el desarrollo de cáncer en las células expuestas a carcinógenos.

*-Disminuyen el ritmo de replicación celular y el crecimiento de los tumores

4.-¿Cómo se deben tomar?

.-Se preparan con el extractor o licuadora

.-En ayunas y entre comidas

.-Los cítricos se toman en la mañana porque son tonificantes

.-Los dulces se toman durante el día porque son energizantes

.-Los de verduras y hortalizas procurarlos de noche porque son sedantes y relajantes

.-Tomar de 2 a 4 vasos al día para obtener un máximo beneficio

5.-Guía terapéutica :

*-**Alergia** : 1 manojo de espinacas, 3 zanahorias y 3 espárragos

*-**Alzheimer** : 1 manojo hierba trigo, berros , hinojo y perejil, 3 palitos de apio, 3 zanahorias, y ½ manzana

*-**Anemia** : 2 hojas de kale, 1 manojo pequeño de perejil y espinacas, 3 zanahorias.

*-**Arteriosclerosis** : 1 tajadita de jenjibre, 3 zanahorias sin hojas y ½ manzana sin semillas.

*-**Artritis** : ¼ de piña natural con la cáscara en el extractor de jugo.

*-**Asma** : 1 diente ajo, trozo de cebolla, 2 hojas de kale, un brócoli, 2 zanahorias y una pizca de pimienta negra.

***-Cabello** : 2 hojas de lechuga verde oscuro, 1 manojo de brotes de alfalfa, 3 zanahorias.

***-Cáncer** : 3 hojas de remolacha, 1 manojo perejil y espinacas, 2 zanahorias y ½ manzana.

***-Candidiasis** : 1 diente de ajo, 1 manojo perejil, 3 palitos de apio y 5 zanahorias.

***-Colesterol** : 1 manojo de perejil y espinacas, 1 diente de ajo y 3 zanahorias.

***-Colitis** : 3 hojas de kale, 1 manojo perejil, 3 zanahorias y ½ manzana sin semillas

***-Crohn** : 1 manojo de espinacas y 5 zanahorias

***-Depresión** : 3 hojas de remolacha, 1 manojo perejil y espinacas, ½ manzana, y 4 zanahorias

***-Diabetes** : 3 hojas de lechuga, 3 zanahorias, un puñado de vainitas verdes y 2 coles de Brucelas

***-Diarrea** : 1 manojo perejil, 3 hojas remolacha, 2 palitos de apio y 3 zanahorias.

***-Dismenorrea** : 2 hojas de nabo, 1 manojo perejil, 1 hoja de kale y 4 zanahorias.

***-Estreñimiento** : 2 manzanas y 1 pera

***-Estrés** : 1 tajadita de jengibre, 4 zanahorias y ½ manzana

***-Gota** : 4 puñados de cerezas sin pepas y ½ taza de fresas

***-Hipertensión** : 1 diente de ajo, 1 manojo perejil, 1 palito de apio y 4 zanahorias

***-Hipoglicemia** : 1 tomate, 1 pepino y 2 palitos de apio.

***-Infecciones** : 3 tajadas piña con piel, 1 banano maduro, 4 onzas leche soya, 2 cucharadas de polvo de proteína

***-Inflamación** : 1 manojo espinacas, 3 palitos apio, 2 espárragos, 1 tomate grande

***-Insomnio** : 4 lechugas y un palito de apio

***-Migraña** : 1 diente de ajo, 1 manojo perejil, 2 palitos apio, y 4 zanahorias

***-Osteoporosis** : 3 hojas de kale, 1 manojo perejil, 4 zanahorias y ½ manzana sin semillas.

***-Pérdida de memoria** : 2 duraznos sin pepa, ½ lima, 1 banano maduro, 1 cucharada de levadura de cerveza

***-Psoriasis** : 1 tajadita de jengibre, 1 remolacha, ½ manzana sin semilla, 4 zanahorias.

***-Resfriado** : 1 manojo de perejil, 4 zanahorias, 1 diente de ajo y 2 palito de apio

***-Retención de liquidos** : 1 tomate, 1 pepino y 2 palitos de apio

***-Sobrepeso** : 1 manzana sin semillas, ½ lima y agua con gas

***-Trombosis venosa** : ½ naranja con pellejo blanco, ½ papaya sin piel, y 1 banana madura.

***-Ulcera crónica de los pies:** 1 palito de apio, ½ repollo verde y ½ manzana

***-Varices** : 1 manojo perejil, 1 diente ajo, 4 zanahorias, y 2 palitos de apio

Capítulo 7
El Ayuno

1.-¿Qué es el Ayuno?

Es un método de desintoxicación del cuerpo que consiste en dejar de ingerir alimentos por un periodo de tiempo para lograr tres objetivos :

- Limpieza corporal
- Descontaminación mental
- Claridad espiritual.

2.-¿Cómo desintoxica el ayuno?

*.-El organismo interpreta el ayuno como agresión. En crisis por falta de calorías, acude a las grasas para obtener energía activando la destrucción de grasas (Lipólisis).

*-En la ruptura de las grasas se forman subproductos químicos, a veces muy tóxicos, los *cuerpos cetónicos* que son acidificantes del medio interno y con ellos se movilizan toxinas almacenadas.

*-Entonces el cuerpo acude a otros sistemas de compensación para disminuir la carga tóxica :

- Sistema Retículo-Endotelial; activa la circulación en los tejidos con más toxinas, para ser drenadas.
- Sistema Linfático; opera como un recolector de basuras, expulsándolas hacia el sistema urinario.

3.-Efectos Biológicos del Ayuno

*-Disminución o pérdida de peso; mejorando la ergonomía de la columna vertebral y las articulaciones.

*-Reducción de la presión arterial

*-Disminución de los niveles de grasa y azúcar en el cuerpo

*-Disminuye los ateromas (placas de grasa) en las arterias

*-Regulación de la sedimentación de glóbulos rojos.

*-Limpieza de la vesícula biliar y eliminación de cálculos o piedras de las vías biliares

*-Reposo y Mejoría del proceso digestivo

*-Limpieza de los Emuntorios y eliminación de toxinas

*-Regeneración celular de tejidos inflamados y desgastados.

*-Facilita la función pancreática

*-Facilita los procesos de nutrición y excreción celular

4.-Beneficios del Ayuno

a.-Cardiovascular

- Previene y alivia la enfermedad coronaria
- Mejora la circulación y las ulceras venosas

b.-Digestivo

- Previene y alivia el Estreñimiento
- Mejora la enfermedad ulcerosa gastroduodenal
- Ayuda a evitar el hígado graso y los cálculos biliares

c.-Huesos y Articulaciones

.-Previene y alivia el reumatismo articular y la artrosis

.-Mejora los problemas de la columna vertebral (espondilosis)

d.-Tegumentos

.-Limpia la piel y alivia : acné, dermatitis y psoriasis

.-Fortalece las unas y el cabello

e.-Respiración

.-Limpia las vías respiratorias y evita la sinusitis, faringitis y bronquitis .-Ayuda a prevenir las crisis de asma y broncoespasmo

f.-Nervioso

.-Mejora la fatiga y cansancio mental

.-Mejora la memoria y aporta claridad mental

.-Ayuda a prevenir y aliviar los trastornos del sueño

.-Genera una sensación de bienestar y tranquilidad interior

5.-Tipos de Ayunos

a.-Según la duración :

- Ayunos ultracortos o Intermitentes : saltándose una o dos comidas del día
- Ayunos cortos : no se ingieren alimentos rutinarios por 24 horas.
- Ayunos moderados : sin alimentos de 2 a 5 días
- Ayunos largos : sin alimentos por más de 5 días

b.-Según el contenido :

- Ayuno total o hídrico : solo se toma agua
- Ayuno completo : se toma agua y otras bebidas como infusiones, zumos y jugos
- Ayuno parcial : se permite agua, zumos, jugos, infusiones y frutas

6.-Conducta durante el Ayuno

*-Es recomendable reposar y tomar paseos suaves al aire libre. En verano es mejor estar a la sombra y en invierno, el sol resulta revitalizante.

*-Durante el ayuno disminuye el metabolismo y se siente frio. Es necesario abrigarse, incluso en verano, pero no calentar en exceso la habitación, y menos con calefacción. El aire muy caliente reseca los pulmones y disminuye la eliminación de toxinas.

*-Es bueno relajar la mente, y escuchar las reacciones del cuerpo; Contemplar la naturaleza y mantener una actitud positiva.

*-Evitar las tensiones mentales, preocupaciones, malas noticias, TV, y buscar el contacto con la naturaleza, el descanso y la interiorización.

*-Mantener un buen aseo personal, porque se eliminan muchas toxinas por la piel.

7.-¿Cómo se hace el Ayuno?

a.-Paso 1 : Hay que establecer un objetivo

- ¿Puede usted someterse a un ayuno??
- ¿Por qué y para qué va hacer ayuno??
- ¿Busca desintoxicar su cuerpo?
- ¿Lo hace para mejorar su salud general?
- ¿Lo que lo motiva es la renovación espiritual?

b.-Paso 2 : Haga su compromiso

- ¿Cuánto tiempo va ayunar : una comida, un día, una semana o un mes?
- ¿Será un ayuno total (sólo agua) o parcial (jugos y frutas)?
- ¿Qué actividades físicas y/o sociales cambiara mientras ayuna?
- ¿Va a incluir retiro, oración y/o meditación?

c.-Paso 3 : Prepárese para poder ayunar

*-Tome precauciones : especialmente si padece alguna enfermedad y/o toma medicación

*-La preparación física del cuerpo hará el ayuno más soportable y llevadero

*-Consuma alimentos ligeros y en menor cantidad días antes de comenzar el ayuno (más frutas y vegetales)

*-Elimine los alimentos pesados, irritantes, sintéticos procesados y azucarados antes del ayuno.

*-El ayuno pone en descanso fisiológico al organismo, facilitando que el cuerpo renazca con el poder de curación inherente al organismo vivo, la capacidad curativa de la naturaleza.

*-Cuando una persona ayuna, no gasta energía en digerir y asimilar nutrientes, y esa energía que ahorra, la invierte en la eliminación de toxinas y auto curación.

*-Con la entrada lenta, disminuimos la "crisis curativa" (dolores de cabeza, náuseas, dolores en los riñones, etc.)

*-La progresión lenta es más necesaria en personas muy intoxicadas o que toman medicación.

8.-¿Cómo terminamos el Ayuno?

a.-Debemos terminar un ayuno de días o semanas cuando aparecen los siguientes signos :

- La lengua está limpia y el aliento sin malos olores
- Han desaparecido los desequilibrios previos al ayuno : dolor, inflamación, dispepsia, asma, ansiedad.
- Retorno del apetito después de haber estado ausente por completo.

b.-A veces, tras realizar un ayuno sin sensaciones desagradables, estas aparecen en la realimentación. Son las llamadas Crisis Post ayuno y no revisten ninguna gravedad.

c.-Las frutas y zumos son los alimentos más aconsejables en la realimentación, especialmente naranjas y mandarinas en invierno, y melón o sandia en verano, por su alto contenido en agua.

d.- La realimentación post ayuno, tiene que durar al menos la mitad de los días de ayuno, y mejor si dura los mismos días. Por ejemplo, para un ayuno de una semana, tomar fruta dos días, el tercer día añadir ensaladas, y el cuarto día, añadir verduras cocidas.

Capítulo 8
La Limpieza del Colon

1).-¿Por qué hacerla?

El tubo digestivo es el órgano encargado de procesar los alimentos, descomponerlos en su forma más simple, liberar los nutrientes y absorberlos correctamente para proporcionar una nutrición celular completa. El colon es la sección del tubo digestivo donde se fabrican los excrementos, que representan los *desechos* y *toxinas* remanentes de la digestión y del metabolismo del hígado, los cuales deben ser expulsados del organismo de forma oportuna y eficiente.

Con la dieta actual, estamos obteniendo solo 1/5 de la fibra que obteníamos en una dieta normal hace apenas 50 años. El tránsito intestinal de muchas personas en la actualidad es de 48 a 72 horas, estamos experimentando una epidemia de estreñimiento, colon irritable, intolerancias alimentarias, disbiosis e intestino permeable o inflamado. Tanto en los Estados Unidos como en Europa, una variedad de estudios médicos han demostrado que un intestino grueso sucio y enfermo puede ser la causa de numerosas patologías sistémicas.

Una limpieza periódica de nuestro sistema digestivo, favorece enormemente la salud general de todo el organismo. Al eliminar las toxinas que actúan como verdaderos venenos, nuestro cuerpo adquiere una mayor flexibilidad muscular y articular, y nuestro sistema inmune se repotencia y revitaliza.

2.-¿Cuándo hacerla?

Antes de comenzar a ver las bebidas détox, necesitas hacerte una pregunta: ¿realmente necesito limpiar el colon?. Estos son algunos de los síntomas clásicos de que algo no está yendo demasiado bien y que deberías intentar mejorar con una limpieza de colon :

**-Constipación;* en algunos casos, la constipación puede ser resultado de una dieta poco saludable, del estrés o del abuso de medicamentos o sustancias toxicas como el alcohol. Para protegerse, el colon produce mucosidad de más, que luego puede interferir en su funcionamiento.

**-Dolor;* los dolores recurrentes de cabeza, espalda y ciático, aunque no lo creas, en muchas ocasiones pueden ser producto de problemas en el colon.

**-Fatiga;* cuando el colon está intoxicado, el cuerpo tiene dificultades para limpiar la sangre, y esto causa fatiga y cansancio constantes.

**-Mal olor corporal;* el mal aliento o el excesivo olor en la transpiración pueden ser señales de que el cuerpo está acumulando gases tóxicos.

**-Acné;* la acumulación de toxinas gracias a un colon colapsado puede tapar los poros y generar acné.

3.-¿Cómo se inicia?

Iniciando el programa con un cambio en la dieta, para ayudar al organismo en el proceso de limpieza. Se recomienda no comer carnes (vacuna-aves o pescado), alimentos procesados, bebidas alcohólicas y bebidas gaseosas.

La dieta basada en frutas y vegetales frescos es la ideal para el periodo de la limpieza intestinal. Una dieta rica en fibra puede ayudarnos en mantener la salud del colon. La fibra puede absorber hasta 14 veces su volumen, impidiendo que las toxinas o alimentos procesados se adhieran a las paredes del intestino grueso.

Algunos tipos de fibra natural, atrapan grasa y azúcar, ayudando a que esta no se absorba, regulando los niveles de glucosa y colesterol sanguíneo. La fibra previene la constipación, ayudando al bolo fecal en su tránsito por el intestino grueso. Si los alimentos se mueven a través del intestino en 24 horas o menos, habrá menos chance para la absorción de toxinas o la acción dañina de microorganismos

También podemos incluir plantas digestivas en esta fase de preparación, como algunas de esta lista :

*- Aloe vera; depurativo, antitóxico y purgante. Gel mucilaginoso
*-Anís; antiflatulento y mejora el mal aliento. Hojas y semillas

*-Cáscara sagrada y sen laxante. Corteza y hojas respctivamente

*-Hinojo; digestivo y antiflatulento. Hojas, raíces y frutos

*-Manzanilla; digestiva y antiespasmódica. Flores

*-Menta; antiemética, antiespasmódica, antiflatulenta. Hojas

*-Plántago Psillium; regula el tránsito intestinal. Semillas

*-Poleo; mejora la indigestión y dispepsia. Flores

*-Regaliz; antiespasmódico y antiflatulento. Raíces

4.-Tipos de Limpieza

I.-Limpieza con Jugos

Si quieres una opción más simple que el enema para comenzar a limpiar el colon, un tratamiento con bebidas détox puede ser de mucha ayuda. Aunque lo ideal es complementarlos, los jugos para limpiar el colon tienen muchos beneficios. Hacer un détox con jugos y otras bebidas es una buena idea por muchos motivos. Pero sobre todo porque:

*-*Es un proceso sencillo*, algo que cualquiera puede hacer y genera beneficios asombrosos.

*-*Aportan fibras y nutrientes;* no solo ayudarás a que tu colon funcione mejor, sino que también estás aportando fibra y otros macronutrientes a tu organismo, los cuales te harán estar saludable a todo nivel. ¡Y casi sin darte cuenta!

*-*El impacto es general;* un colon resentido afecta en todos los niveles, desde dolores en todo el cuerpo hasta fatiga crónica. Incluso tiene un impacto sobre tu aspecto físico, lo cual, por supuesto, también influye en tu estado de ánimo. Haciendo una limpieza de colon

descubrirás que te sientes una persona completamente renovada, a todo nivel.

a.-Aloe vera y limón;

El aloe vera es un gran remedio natural, y es excelente para limpiar el colon, pues permite reconstruir las células que puedan estar dañadas, mientras limpia la acumulación de materia fecal.

Para hacer esta bebida, mezcla la parte gelatinosa de una rama de aloe vera con el jugo de un limón en un litro de agua.

b.- Jugo de naranja, durazno y fresa;

Limpiar el colon con una bebida deliciosa es posible. Un batido de estas tres frutas es el remedio perfecto para hacer una limpieza digestiva. ¡Y además es súper refrescante!

c.-Jugo verde;

Hay muchas recetas de jugos verdes que puedes hacer para limpiar el colon. Como dijimos al comienzo, la fibra es uno de los componentes más importantes para un buen funcionamiento del colon, y a las bebidas détox verdes, si algo les sobra, es fibra. Una posibilidad es mezclar en la batidora apio, perejil, lechuga, y espinaca. Le puedes agregar un poco de zanahoria también. Sin embargo, puedes variar de acuerdo con lo que tengas en casa.

d.- Jugo de Manzana;

La manzana es uno de los mejores alimentos para limpiar el colon, pues ayuda a evacuar las toxinas acumuladas. Si bien comer la fruta también es buena idea, para un détox completo debes comer manzana varias veces al día. Si no tienes la costumbre de comer fruta, eso puede resultar complicado. Por eso, tomar al menos cuatro vasos al día de jugo natural de manzana puede ser la mejor opción.

e.-Sal Marina y agua tibia;

La sal marina es un gran remedio que puede ayudar al movimiento intestinal y a eliminar los residuos que te afectan. Para utilizarlo, debes mezclar una cucharadita de sal marina en un vaso de agua tibia y tomarlo en ayunas al menos cuatro veces al mes.

f.-Jugo de Jengibre;

El jengibre es un gran remedio natural para el sistema digestivo, por lo cual puede ayudarte a limpiar el colon y realizar un completo détox del organismo. Además, ayuda a desinflamar el abdomen y hasta a bajar de peso.

*-Infusión de vinagre y miel;

Para preparar esta infusión necesitas una taza de agua tibia, dos cucharadas de vinagre orgánico de sidra de manzana, y dos cucharadas de miel orgánica. Lo primero que tienes que hacer es agitar el vinagre de manzana para que no queden partículas sedimentadas. Luego, mezcla dos cucharadas de vinagre con la taza de agua y agrega la miel y mezcla bien hasta que se disuelva. Bebe esta mezcla todas las mañanas, y si quieres, una vez más en el día, durante algunos días, hasta que te sientas mejor.

II.-Limpieza con Enemas o Lavativas

Un enema o lavativa es el procedimiento de introducir líquidos en el recto y el colon a través del ano. Esto se hace generalmente con fines médicos, o como parte de una terapia higiénica de limpieza.

Más allá de que el procedimiento es similar en todos los casos, hay muchos tipos de enema. Algunos pertenecen a la industria farmacéutica y otros son completamente naturales y posibles de realizar en casa. Los enemas se realizan en medicina tradicional y alternativa desde hace siglos, con múltiples usos.

Los restos fecales retenidos en los intestinos podrían provocar fermentaciones y putrefacciones dando lugar a un estado de autointoxicación crónica, peligroso para la salud del organismo. Las personas sanas y las enfermas pueden beneficiarse grandemente de la correcta y prudente aplicación de los enemas, Ya que producen una *limpieza adicional y más profunda* del intestino, que realizada una vez al mes constituye un *método preventivo* excelente contra gran cantidad de enfermedades.

El agua introducida hidrata y ablanda la materia fecal que se halla en el recto y en el colon sigmoideo facilitando su expulsión y la limpieza de las paredes intestinales. El agua es absorbida hacia la vena porta, y de allí a la circulación sistémica y todos los tejidos y órganos. En muchos casos, a pesar de evacuar cotidianamente las heces, el enema promueve la expulsión de un volumen importante de materias de desecho.

*-¿Cómo se aplican?

La persona se acuesta sobre el costado izquierdo con las caderas y rodillas flexionadas, la cánula que se introduce en el ano se lubrica con aceite o vaselina estéril, de modo que facilite su penetración sin producir dolor, especialmente si hay hemorroides o fisura anal.

Cuando se va a introducir la cánula, se le pide al sujeto que haga fuerza como si fuera a defecar, pues así se abre el esfínter anal y se logra la introducción sin molestias. El enema también se lo puede aplicar uno mismo. El cuarto de baño es un lugar ideal y la posición más adecuada es en cuclillas.

La cantidad de líquido administrado es de 1/2 a 1 litro en adultos y 100 a 200 ml en niños, con agua tibia a 37o C. Hay que retener el líquido administrado tanto tiempo como sea posible (5 a 15 minutos) antes de expulsarlo, especialmente en los enemas terapéuticos y detoxicantes para aprovechar el efecto medicinal de los aditivos añadidos al agua.

*-Tipos de Enemas

Existen varios tipos de Enemas o lavativas, dependiendo del objetivo que se desea lograr :

a.-Micro enemas evacuantes

Este es el tipo de enema más sencillo de utilizar. Tiene muy bajo riesgo debido a que la cantidad de solución administrada es muy pequeña: entre 60 y 250 ml. Se puede auto administrar sin demasiados inconvenientes y es recomendable probar con este tipo de enema antes de pasar a uno más sofisticado. Su función principal es la de limpiar la parte inferior del colon de forma instantánea (15 a 20 minutos) , sin llegar demasiado lejos, para tratar la retención fecal, fecalomas y estreñimiento simple o puntual. Actúan, en primer lugar, estimulando el peristaltismo a través de la irritación del colon y el recto y la distensión por volumen. Hay enemas salinos o de sueros fisiológicos ya preparados, incluso con la canula lubricada y de un solo uso.

b.-Enemas de Retención naturales o caseros

Son posibles de realizar en casa, son baratos y, sobre todo, no poseen elementos químicos de ningún tipo. Se pueden aplicar teniendo el instrumental correspondiente y su contenido varía de acuerdo a la necesidad de la persona. Los más usados y conocidos son los siguientes :

**- El enema de café*

Es uno de los más utilizados de forma casera, puesto que tiene enormes beneficios. Permite obtener una limpieza mucho más profunda que otros tipo de enema, e incluso hay quienes aseguran que utilizarlo de forma frecuente puede prevenir el cáncer. Este tipo de enema es, básicamente, una infusión de café. Lo único que hay que tener muy en cuenta, es que el café debe ser orgánico. De otro modo, se corre el riesgo de que el cuerpo absorba los químicos presentes en él.

Para prepararlo, debe hervirse un litro de agua mineral y, una vez que llega a punto de ebullición, añadir de dos a tres cucharadas de café. Luego, hay que dejar hervir el café a fuego lento durante 10 a 15 minutos y dejar enfriar a temperatura ambiente. Se debe aplicar y retener, como máximo, 10 minutos.

**-Enema de agua con sal*

Se trata de uno de los tipos de enema más suaves, y es ideal para probar este tipo de limpieza rectal. Es muy sencillo de preparar y da buenos resultados.

Para prepararlo, calienta dos litros de agua destilada a una temperatura de entre 37 y los 40 oC (entre 98 y 104 oF). Luego, deberás disolver dos cucharaditas (10 ml) de sal marina pura en el agua.

Remueve hasta que esté completamente integrado. Después, toca aplicar el enema. Lo ideal es retener el líquido la mayor cantidad de tiempo posible, aunque nunca más de 40 minutos.

Si quieres preparar un enema con agua con sal más fuerte, puedes utilizar 60 ml (cuatro cucharadas) de sales Epsom, las cuales contienen grandes cantidades de magnesio, lo que ayuda a limpiar el colon mucho más profundo. En este caso, no deberías retener el líquido más de 20 minutos.

*-Enema con Jugo de Limón

El enema de jugo de limón es excelente para remover el exceso de excremento del colon, por lo que es una de las mejores recetas caseras si buscas una limpieza profunda. Pero además, el limón ayuda a equilibrar los niveles de pH en el colon, lo que es a su vez muy saludable.

Este enema puede usarse hasta una vez por semana, lo cual es recomendable si se padece de estreñimiento crónico. Sin embargo, es fundamental tener en cuenta que la acidez del jugo de limón puede irritar las paredes internas de los intestinos. Por eso, si vas a usarlo de manera más o menos habitual, es muy importante que prestes siempre mucha atención a cómo te sientes. Si descubres ardor o retortijones, es preferible suspender su uso. Además, este enema no es aconsejable para las personas con el tracto digestivo excesivamente sensible

Los ingredientes que necesitas para prepararlo son:

.-2/3 taza de jugo de limón recién exprimido (el jugo de 3 limones).

.-2 litros de agua filtrada caliente.

Calienta dos litros de agua, debe estar apenas tibia. Exprime el jugo de los limones y cuélalo para que no queden restos de pulpa. Luego, mezcla con el agua hasta que quede completamente integrado. Aplica toda la solución y retenla durante un periodo de entre 10 y 15 minutos, o durante todo el tiempo que puedas sin sentir retortijones y otros dolores agudos. La acidez de este enema puede provocar malestares; en ese caso, evacúa. Lo ideal es que, como mínimo, lo retengas por 5 minutos, pero lo principal es que te resulte cómodo.

*-El Enema de Ajo

Este tipo de enema es especialmente útil cuando lo que se necesita tratar son las lombrices intestinales, las bacterias, los parásitos y las infecciones por hongos. Esto es por las propiedades antisépticas del ajo. Además, este ayuda a eliminar el exceso de mucosidad en el hígado y los intestinos. Para hacerlo solo se necesita agua y dos dientes de ajo.

En primer lugar, debes aplastar los dientes de ajo y ponerlos a hervir en una cazuela (que no sea de aluminio), con medio litro de agua. Una vez que el agua llegue al punto de ebullición, deja que hierva a fuego bajo durante 15 minutos. Una vez pasado ese tiempo, deja que la preparación se enfríe. Cuando alcance entre 35 y 40°C, cuela el agua para eliminar los restos de ajo. Utiliza un colador bien fino: para hacer el enema solo debes quedarte con el líquido limpio.

Finalmente, añade agua tibia al agua con ajo. Debes completar un litro de preparación. Recuerda que al momento de aplicarlo, el enema no debería superar los 37°C. Aplica el enema de la forma habitual y retenlo durante un periodo entre un mínimo de 10 minutos y un máximo de 20.

*-Enema con plantas medicinales

La adición de plantas medicinales a los enemas o lavativas potencia sus beneficios y ejerce un efecto terapéutico local de gran importancia. Algunas indicaciones específicas de este tipo de enema incluyen las siguientes :

.-Estreñimiento; hojas de olivo, malva y sen

.-Diarrea; Bistorta

.-Hemorroides y fisura anal; encina, roble y plántago o zaragatona

.-Irritación intestinal y rectal; flores de manzanilla

.-Colon inflamado (colitis); hojas de malva

.-Gases y Flatulencias; hojas de malva y/o erígeron

.-Pólipos intestinales y parasitosis; ajo, cuasia y tanaceto

.-Trastornos biliares; asafétidas y alcaparras.

.-Reumatismo y gota; hojas de puerro o ajo porro.

III.-Hidroterapia del Colon

Es el procedimiento moderno y completo para limpiar el colon, sin utilizar medicamentos ni agentes químicos. Al utilizar un enema clásico se limpia únicamente el recto, la parte más cercana al ano, el procedimiento puede ayudar a eliminar restos fecales y el efecto se mantiene por un tiempo corto. Con la *hidroterapia* se limpia todo el colon, su efecto se mantiene por un tiempo prolongado y la persona se mantiene bien hidratada.

La *hidroterapia del colon tiene* un efecto preventivo y terapéutico en el intestino grueso, de donde remueve materiales de desecho. El moderno equipo que se emplea funciona a presiones de agua muy bajas, utiliza mangueras y tubos descartables, nunca mezcla agua limpia con agua sucia y tiene los filtros y desinfectantes mecánicos y electrónicos que garantizan una máxima seguridad y limpieza.

La *hidroterapia del colon* mejora su capacidad de contracción y de eliminación de desechos, por lo que es una ayuda indudable para las personas con estreñimiento, mal aliento, erupciones en la piel, dolores de cabeza, dolor de espalda o cintura y disminución de la energía.

Se recomienda una serie inicial de tres a seis sesiones de hidroterapia, porque años de mala nutrición no se pueden resolver con una sola sesión. En casos de estreñimiento crónico o de intestino perezoso, se pueden necesitar más de seis sesiones seguidas. Después de ese programa inicial, se recomienda hacerse *tres sesiones cada seis a doce meses,* para mantener un óptimo estado de funcionamiento del colon. La limpieza periódica del colon puede prevenir las fallas en su normal funcionamiento y disminuir la exposición a factores potencialmente causantes del cáncer.

5.-Beneficios de limpiar el Colon

a.-Eliminación de toxinas

El punto es este: todas las toxinas que entran en tu cuerpo acaban encontrando el camino al colon. Al final, un colon que no funciona correctamente es un depósito de sustancias que no son beneficiosas para tu cuerpo.

Por eso es muy importante empezar a tomar el hábito de limpiar el colon y preocuparse por la salud.

b.-Desintoxicación del cuerpo

Por lo dicho en el punto anterior, es importante destacar que hacer una limpieza de colon es, de algún modo, hacer un détox completo del cuerpo. Por supuesto que otro tipo de cuidados también importan, y que siempre es ideal encontrar un saludable equilibrio entre las cosas, pero quitando las toxinas del colon puede lograrse un verdadero cambio a nivel integral.

c.-Mejora la digestión y previene el estreñimiento

El estreñimiento generalmente se produce por una mala digestión, o cuando esta se ve alterada por la forma en la que decidimos alimentarnos. Todo el proceso de estreñimiento puede además provocar que los nutrientes no sean bien absorbidos por el cuerpo, de modo que se siente un bajón de energía. No solo eso. Una mala digestión también provoca cansancio y fatiga, dolores de todo tipo, y un peor desempeño de nuestro sistema inmune, lo que provoca mayor riesgo de contraer enfermedades. Entonces, hacer una limpieza de colon es de vital importancia para acabar con todo esto, dado que es un órgano fundamental en todo el proceso de la digestión.

d.-Ayuda a perder peso

Las dietas détox se concentran en un elemento fundamental: la incorporación de fibra. ¿Por qué?.

Porque los alimentos ricos en fibra, también conocidos como prebióticos, tienen la capacidad de ayudar a los intestinos a hacer el trabajo de la digestión y facilitan la eliminación de desechos. Pero además, incorporar fibra a la dieta ayuda a que tengamos mucha mayor sensación de saciedad, incluso después de haber comido pocas cantidades. Además, al estar mejor nutridos tendremos menos antojos. Por eso, una limpieza de colon activa el descenso de peso.

e.-*Aumenta la energía y mejora la concentración*

Cuando el colon no está funcionando bien, consume una gran parte de la energía del cuerpo. Eso, sumado a que no recibimos la cantidad de nutrientes que necesitaríamos, provoca una fuerte sensación de cansancio generalizado. Al hacer una limpieza de colon no solo ayudamos a que la digestión funcione mejor, levantando así nuestros niveles de energía. También permitimos que los esfuerzos que nuestro cuerpo estaba utilizando en el colon, ahora puedan distribuirse en otras funciones. No es de extrañar, entonces, que nos sintamos más despiertos y concentrados.

6.-Usos Terapéuticos

a.-Enfermedad Intestinal

*-Estreñimiento : imprescindible la Hidroterapia de Colon según hemos apuntado anteriormente

*-Diarreas : Por la misma causa. Hemos de tener en cuenta que una de las etiologías de este cuadro puede ser debida a los tóxicos depositados en el colon, por lo que su eliminación acaba con el proceso.

Incluso algunas diarreas infecciosas se ven favorecidas por la utilización de fórmulas medicamentosas y/u ozono durante la sesión.

*-Gases : Eliminamos los gases producidos y la causa de su formación que son los residuos almacenados.

*-Divertículos : Recordamos que están formados por capas de mucosa, sin participación de la muscular, que la Hidroterapia nos ayuda a eliminar las partes de la mucosa que no se hallan correctamente, podemos suponer un efecto como de *lijado* de los divertículos. El hecho es que se constata una mejoría en estos pacientes.

*-Enfermedad de Crohn : En algunos casos la mejoría clínica es espectacular, con disminución inmediata de la frecuencia de deposiciones de los síntomas clínicos y aumento de peso y tono vital.

*-Célicos espásticos : Los dolores agudos o crónicos de origen en intestino grueso responden muy bien a este tratamiento.

*-Colostomías :Tras una resección intestinal (neoplasia), el recto-sigma queda apartado del sistema de evacuación de residuos, pero permanecen otras funciones, en ese muñón. Así, la descamación de la mucosa y las secreciones, pueden dar lugar a dos signos muy molestos y La limpieza de esta zona nos permite aliviar al paciente.

- Formaciones residuales que no siempre se pueden eliminar.
- Tenesmo rectal con prurito.

b.-Enfermedad Genitourinaria

*-Vejiga : ayuda en casos de tenesmo vesical, incontinencias, y otros

*-Próstata : Disminuye la presión sobre la misma y por tanto, sobre la uretra: mejoría funcional en prostatitis

*-Genitales femeninos : alivia dismenorreas, dispareunia y otros trastornos menstruales

*-Riñones : Contribuye a mantener una actividad normal Se consiguen incluso mejorías en algunos casos de insuficiencia renal.

*-Hígado : Se comprueba el valor terapéutico de la Hidroterapia de Colon en hepatopatías crónicas o agudas, tanto por la

*-Disminución de la presión intrabdominal por el efecto desintoxicante.

c.-Enfermedades de la Columna Vertebral

La Hidroterapia de Colon, por su efecto descendente de la presión en abdomen, ejerce una labor de relajación sobre las estructuras situadas retroperitonealmente, tanto riñones como sistema musculoesquelético, De esta manera, se ven liberados los músculos y ligamentos de la zona lumbar, lo que se traduce, en una mejoría de lumbalgias y lumbociáticas.

Algunos autores hablan incluso de un efecto curativo sobre hernias discales debido a esta acción.

Gracias a la disposición de las articulaciones intervertebrales sabemos que cualquier alteración en una zona de la columna, puede traducirse a distancia, ocasionando patología en otras zonas (la columna vertebral es un todo armónico y modificable.)

Por eso, cervicalgias y dorsalgias tienen a veces su origen en la zona lumbar y la Hidroterapia de Colon contribuye a su tratamiento de manera eficaz. Citamos también como efecto beneficioso otro de los resultados a nivel general de la técnica: La mejoría clínica en las artrosis degenerativas también a nivel vertebral.

d.-Enfermedades de la piel

Debemos recordar aquí dos modos de actuación. Todos conocemos la directa relación existente entre funcionamiento intestinal y el estado de la piel y faneras de suerte, que un estado mantenido de diarreas, y sobre todo de estreñimiento da lugar a la aparición de manchas, sequedades, grietas y otras alteraciones. La Hidroterapia de Colon, al eliminar el contenido y las toxinas, actúa liberando dichos tejidos. Pero además, contribuye a mejorar la hidratación de la piel, consiguiendo mejorías en cuadros como estos:

*-Eczemas agudos o crónicos

*-Manchas cutáneas.

*-Piel seca, áspera o descamativa.

*-Mejoría de las arrugas.

*-Blanqueo de las lesiones Psoriásicas.

*-Mejora el estado del cuero cabelludo y por lo tanto de los cabellos.

*-Calma los pruritos y las urticarias, que cursan con toxinas intestinales

*-Indispensable en el acné, antes de iniciar cualquier otro tratamiento

e.-Enfermedad Neurológica

*-Cefaleas : Volvemos a incidir sobre el efecto benéfico de la Hidroterapia de Colon en estos casos, debido a dos motivos:

Por una parte, la relajación conseguida en la. zona lumbar de la columna vertebral, se transmite hasta la región cervical y su articulación con el cráneo, lo que mejora las cefaleas con tensión muscular. Por otra, la eliminación de toxinas hace que muchas cefaleas desaparezcan de raíz.

*-Estado mental : La desintoxicación lograda cambia el carácter en muchas personas, haciendo que desaparezcan o mejoren alteraciones como la ansiedad, irritabilidad, miedos, estrés e insomnio.

*-Esclerosis Múltiple : Dentro de los factores múltiples que se invocan para explicar el origen de este mal, se encuentran los alimenticios. Es sabido el benéfico resultado obtenido por el método de la Dra. Kousmine, utilizando proporciones precisas de grasas saturadas, aceites de pescado, ácido linoleico, vitaminas y oligoelementos. Pero antes de nada, es imprescindible una total y completa higiene intestinal, lo que conseguimos perfectamente mediante la Hidroterapia de Colon.

f.-Enfermedades de la esfera ORL

*-Mareos y vértigos : Mejoran de manera evidente los debidos a patología de columna, pero también los originados en el oído interno ya que la Hidroterapia de Colon tiene un efecto descongestivo a este nivel.

*-Rinitis y Sinusitis : Efecto reconocido por los propios pacientes que acuden al terapeuta por otros bien diferentes. Permite también la eliminación del moco deglutido en esos enfermos, con la patología asociada que se produce.

*-Otitis : Mayor periodo de remisión entre fases agudas

g.-Sobrecarga alimentaria y obesidad

*-Sobrecarga alimentaria : es el tratamiento de elección en empachos

*-Obesidad : además de eliminar materia fecal, disminuye el volumen de abdomen y piernas – acción sobre circulación – y permite aceptar al obeso los cambios alimenticios pertinentes, al mejorar su estado anímico el obeso encuentra más factible realizar una dieta equilibrada.

h.-Enfermedad Osteoarticular

A la acción local sobre las articulaciones próximas a la zona, cadera y columna, podemos añadir un efecto positivo sobre otras localizaciones. En general, contribuimos a mejorar todos los procesos degenerativos. Recordaremos también su efecto positivo sobre la osteoporosis.

i.-Enfermedades Degenerativas

Es de común conocimiento el hecho de que la muerte del organismo comienza en el intestino.

Por ello es lógico comprobar cómo la Hidroterapia del Colon provoca un aumento de la capacidad mental y un rejuvenecimiento, generalizado, puesto que contribuye a ralentizar los procesos degenerativos, normales o acelerados.

j.-Soporte quirúrgico

Se aconseja antes de cualquier intervención, sobre todo en pelvis/abdomen, por razones obvias. Contribuye también a la eliminación rápida de anestesias

k.-Enfermedades deportivas

Culturistas, ciclistas, y otros, han comprobado que el efecto depurativo de la Hidroterapia del Colon consigue varios resultados interesantes :

- Aumento del tono vital.
- Mayor resistencia muscular a la fatiga.
- Mejoría general en las articulaciones.
- Entrenamiento favorecido.
- Mejora el depósito de calcio en los huesos..

l.-Otras Enfermedades

*-Varices : Si no son de gran tamaño pueden minimizarse.

*-Piernas hinchadas : Mejora la inflamación, la frialdad y el color cianótico.

*-Celulitis : Permite una mayor reabsorción del tejido subcutáneo..

*-Hemorroides : Recordemos que son venas ingurgitadas por exceso de presión precisamente en esa zona.

*-Estómago : Digestiones pesadas y lentas, aerofagia, náuseas, son algunos síntomas que se ven favorecidos

*-Corazón : La compresión sobre él puede ocasionar palpitaciones que desaparecen con la causa, (Eliminación de gases).

*-Pulmón : Además de la compresión, la eliminación de toxinas mejora la función de ventilación e intercambio

m.-Cuerpos extraños

Puede haber una verdadera miscelánea de ellos, la mayoría ingeridos por error, e incluso con desconocimiento. Los que se han obtenido son :

*-Semillas. Las de uva, en época de vendimias, pueden constituir por sí solas unas bolas de gran tamaño que se atascan. Las de kiwi, fresas, etc. salen sin problemas. Las grandes de ciruela no pasan por la conexión de la máquina. No he visto de cereza ni de aceituna, pero si de pimientos.

*-Pieles Vegetales. Sobre todo, las lentejas, que pueden aparecer enteras. También de pimientos y tomate.

*-Alimentos mal masticados. Lo más curioso, aceitunas rellenas de pimiento

*-Tapones de bolígrafos, tanto el tapón de los BIC, como el rabo del capuchón

*-Plásticos diversos de pequeños tamaños.

*-Clips de oficina

Capítulo 9
La Limpieza del Hígado

1.-Preparación Preliminar

Antes de realizar una limpieza de hígado es necesario realizar una preparación previa para evitar los síntomas de la crisis de curación o desintoxicación. Esta preparación debe durar unas 3 semanas e incluye las siguientes recomendaciones:

a.-Alimentos

Como órgano de vitalidad corporal, los alimentos vivos favorecen el trabajo del hígado; por el contrario, la comida muerta es una carga tóxica.

Por alimentos vivos entendemos frutas y verduras frescas, semillas germinadas (brotes) o fermentaciones (chucrut, miso, salsa de soja, kéfir, encurtidos en salmuera). En las fermentaciones es fundamental que no haya alterados por conservantes o procesos de pasteurización, en cuyo caso pasan al lado opuesto: alimento muerto. En este grupo se encuentran los productos refinados de todo tipo (azúcar blanca, sal refinada, harina blanca, aceites industriales), el alcohol y las sustancias sintéticas (margarinas o aceites hidrogenados, vitaminas, aromas, colorantes, conservantes). No es difícil imaginar el daño que causa, sobre todo en los niños, la ingesta abundante y periódica de refrescos y zumos industriales, compuestos íntegramente por sustancias muertas (azúcar, edulcorantes, acidulantes, colorantes, conservantes, etc.).

El tema de los conservantes es muy grave en la función hepática, porque precisamente el poder inhibidor que los hace útiles para la conservación de los alimentos interfiere gravemente en muchos procesos vitales y enzimas que debe llevar a cabo el hígado. Además, los conservantes se ingieren en grandes cantidades y con gran regularidad, ya que están presentes en todos los alimentos industriales de consumo masivo. Por lo tanto es muy importante el efecto beneficioso de las enzimas, localizadas en vegetales crudos, fermentados y germinados.

Una sustancia útil para el hígado es el ácido láctico, un elemento resultante de muchos procesos antiguos en la preparación de alimentos. Los encurtidos a la sal son un ejemplo. Un gran generador de ácido láctico es la col blanca y su forma más conocida es el chucrut tradicional de la fría Europa. Sin embargo, existe una forma más sencilla de generar ácido láctico a partir de la col: el llamado yogur de col. El repollo blanco se pica finamente, se coloca en un recipiente de vidrio cubierto con agua y se deja marinar durante tres noches. Pasado este tiempo se licua y se bebe, pudiendo mezclarse con zumo de frutas para mejorar su sabor.

Además de la col, las mejores verduras para el hígado son: zanahoria, alcachofa, escarola, escarola, apio, rábano, bardana, nabo, remolacha y hojas de color verde oscuro (diente de león, achicoria, perejil, berro, espinaca). Como vimos en las hierbas, siempre se prefieren los sabores amargos que benefician al hígado. Entre las frutas favorables a la función hepática podemos mencionar: uvas, ciruelas, manzanas (especialmente las verdes), aguacates, cítricos (limón, lima, naranja, pomelo) y frutas del bosque (fresas, arándanos, frambuesas, moras, cerezas).

El azúcar de la fruta, la fructosa, se metaboliza y depura la función hepática.

Otro alimento beneficioso para el hígado es la miel de abejas, por su poder depurativo sobre este órgano. La miel se utiliza en la recuperación de cirróticos y alcohólicos; También se recomienda después de haber consumido mucho alcohol, para mitigar la resaca. Los alimentos ricos en cromo (levadura de cerveza, azúcar integral de caña) también son importantes para el hígado, ya que es un mineral clave en la función hepática y falta en las dietas refinadas modernas.

La categoría de grasa es clave para la función hepática, ya que es el órgano que controla su metabolismo. Aunque profundizamos en el tema en otra publicación, digamos aquí que el hígado depende del aporte externo de ácidos grasos esenciales, llamados así porque no pueden ser sintetizados en el organismo. Estos ácidos grasos (omega 3 y 6) están presentes en los pescados de agua fría, en las semillas de girasol, lino, soja, sésamo y chía, y en sus aceites obtenidos por simple prensado en frío y sin refinar. Apartado aparte para las aceitunas y el aceite de oliva de primera presión en frío, base de un antiguo tratamiento depurativo del hígado.

Siguiendo con las grasas, veamos aquellos inconvenientes para su normal funcionamiento y decididamente desaconsejados en el proceso de depuración. Ya nos hemos referido a las nefastas margarinas (aceites vegetales hidrogenados) como un producto sintético, absolutamente desprovisto de vitalidad y que intoxica todo el organismo.

Luego debemos mencionar las grasas saturadas, especialmente las provenientes de animales de crianza industrial, que incluyen un alto contenido en antibióticos, hormonas sintéticas y metales pesados. Se incluyen en esta categoría los productos lácteos y sus derivados, que también reciben el aporte de conservantes y aditivos químicos de síntesis. Por último, hay que mencionar las frituras, generalmente realizadas con aceites de mala calidad y poca renovación.

Además de citar alimentos clave para el hígado, hay que tener en cuenta que este verdadero laboratorio central de la química corporal depende de una adecuada y variada disponibilidad de nutrientes para poder llevar a cabo su compleja alquimia: producción de hormonas, redistribución de nutrientes en del organismo, filtrando y eliminando toxinas, etc. Precisamente, conocer el proceso de desintoxicación del hígado nos permite comprender la importancia de una alimentación equilibrada.

Resumiendo, podemos decir que este procedimiento consta de dos fases: preparación y eliminación propiamente dicha. Inicialmente, el hígado convierte las sustancias de desecho en compuestos altamente tóxicos, a través de ciertos procesos que requieren, entre otros nutrientes, la presencia de zinc, cobre, selenio, magnesio y vitamina B. Inmediatamente llega la segunda fase, durante la cual otros procesos generan compuestos más inocuos, que así pueden ser evacuados sin problemas por otros órganos.

Esta última fase también depende de la presencia de nutrientes clave como el azufre de glicina, el glutatión y las vitaminas del grupo B. Lógicamente, en ausencia de estas sustancias, o la primera fase se genera con dificultad, o lo que es más grave, fracasa. el segundo.

En ambos casos, el cuerpo se auto intoxica por la mayor presencia de sustancias venenosas. En otras palabras, es fácil comprender cómo la falta de nutrientes acaba aumentando la toxemia corporal.

Finalmente, y dado que el hígado es un gran operador de toxinas, por sentido común es absolutamente recomendable evitar el consumo de este órgano tanto de animales de cría industrial (el popular paté de hígado) como de pescados de aguas contaminadas (hígado de bacalao en aceite).

b.-Plantas medicinales

Aunque se habla de plantas hepáticas y plantas biliares, en la práctica no existe una línea que divida ambas funciones, o mejor dicho, es muy difícil adivinar cuál es más importante favorecer. Por ello, pueden utilizarse indistintamente, con la certeza de que la mejora de uno repercutirá en el otro ámbito. Esto solo confirma la vigencia del concepto oriental que los considera como un solo órgano. En general, todos los sabores amargos son beneficiosos para la función hepatobiliar.

Las hierbas más comunes y efectivas son: diente de león, cardo mariano (reconstruye las células del hígado y reduce la inflamación de los tejidos de soporte), carqueja, canchalagua, genciana, boldo, achicoria, romero, alcachofa, piquero, aloe vera, etc.

De la medicina oriental surge una infusión muy eficaz: té banchá, una ciruela umeboshi disuelta en la infusión y unas gotas de jengibre rallado (obtenido exprimiendo la ralladura).

Tres componentes del Tónico Herbal son clave para una función hepática adecuada: bardana, acedera y ruibarbo. A nivel del Botiquín de Primeros Auxilios Homeopáticos podemos ayudarnos de Baccharis y Chelidonium.

c.-Otras recomendaciones

La estimulación de la zona refleja del hígado y la vesícula biliar en la planta de los pies es un mecanismo coadyuvante en todo tipo de problemas hepáticos, sin contraindicaciones y sinérgico con cualquier otra línea de acción que se adopte. Al final encontrarás una ilustración para identificar las áreas indicadas y también las recomendaciones para llevar a cabo esta práctica

2.-La limpieza del hígado

Se realizará luego de que cumpla al menos 3 semanas de preparación previa y para elaborarlo se debe contar con los siguientes ingredientes:

- 6 litros de jugo de manzana: preparar un litro para cada día
- Sulfato de magnesio o sal de Epson
- Medio vaso de aceite de oliva virgen
- Un poco más de ½ vaso de jugo de toronja o naranja
- 2 botes de ½ litro de capacidad, uno de ellos con tapa.

a)-Primeros 6 días: Lunes a Sábado

Continuarás con la dieta KETO que vienes realizando durante las 3 semanas anteriores y adicionalmente deberás beber :

Un (1) litro de jugo de manzana natural recién preparado todos los días (2 manzanas sin piel y un litro de agua potable). Debe tomarse lentamente a lo largo del día y entre comidas. No debe tomarse justo antes o durante las comidas, ni durante la noche. También debe beber una buena cantidad de agua potable todos los días, al menos 1 litro de agua mineral. El ácido málico del jugo de manzana limpia los conductos biliares y ablanda los pequeños cálculos que pueda contener. No debes tomar ninguna bebida fría, todo a temperatura ambiente.

b).- El sexto (6º) día:

.-Desayuna con fruta y jugo de manzana, también puedes comer verduras hervidas o al vapor. No se deben tomar alimentos proteicos, mantequilla o aceite. Sin azúcar ni otros edulcorantes, especias, leche, yogur, queso, mermelada, huevos, frutos secos, bollería y cereales fríos.

.-Después de las 13:00 hrs. (13:00) no debe comer ni beber nada, excepto agua y el proceso de desintoxicación del hígado continuará.

.-A las 18:00 horas. (6pm) mezclar 4 cucharadas de "Sulfato de Magnesio" (Sal de Epson) con un (1) litro de agua mineral en una jarra. Una vez preparada la jarra, se tomará el primer ¼ de litro (250ml) de esta preparación. Si es muy amargo puedes agregar un poco de jugo de limón. Puedes beberlo con una pajita larga o un cigarrillo para evitar el sabor. La sal de Epson (sulfato de magnesio) producirá una dilatación de las vías biliares para favorecer la salida de la bilis.

.-A las 20h se tomará la segunda ración de sal de Epson, es decir, otro ¼ de litro (250ml).

.-A las 21:45 (9:45pm) prepare ¾ vaso de jugo de Toronja (naranja si no tiene toronja), luego vierta el jugo en una jarra de ½ litro con tapa junto con ½ vaso (50ml) de aceite extra aceite de oliva virgen, cerrar y agitar enérgicamente 20 veces.

.-A las 22:00 (10pm) debes acostarte semisentado en tu cama, y beber la preparación de jugo de toronja con aceite de oliva continuamente, puedes hacerlo con una pajita y también puedes tomar un poco de miel entre sorbo y sorbo para que la mezcla pase mejor. No debería tomar más de 10 minutos beber toda la bebida.

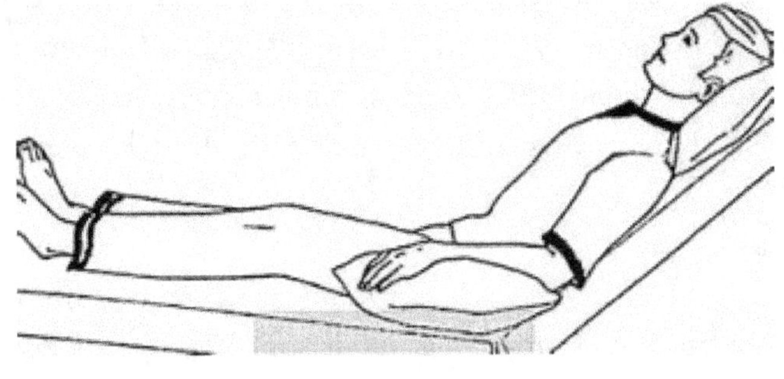

.-Debe permanecer totalmente inmóvil durante 20 minutos sin hablar, con la cabeza más alta que el abdomen, utilizando 2 o 3 almohadas. Toda la atención debe centrarse en el hígado. Después de 30 minutos se puede colocar completamente horizontal.

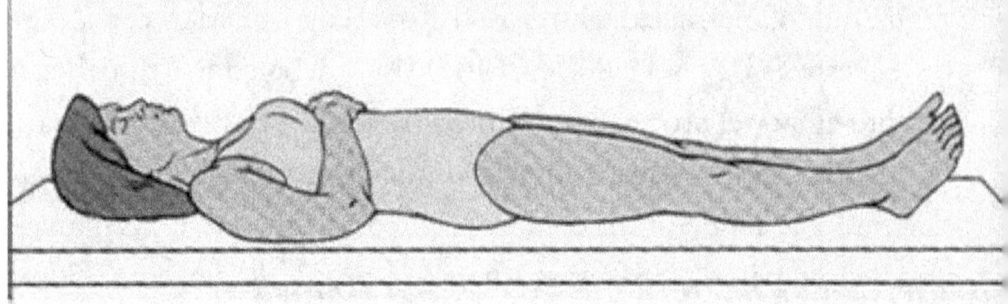

Intenta dormir y si sientes la necesidad de evacuar puedes hacerlo y trata de observar lo que expulsas, puede ser que salgan piedras color verde guisante o tostadas. Puede sentir náuseas por la noche y temprano en la mañana y esto se debe a la eliminación de toxinas del hígado. Las náuseas disminuirán a lo largo de la mañana.

c.-El séptimo (7º) día:

.-6:30 am; al despertar y no antes de las 6:00 am, es necesario tomar otra ración de ¼ de litro (250ml) de sal de Epson. Si tiene sed, puede beber 1 vaso de agua corriente antes de tomar la sal de Epson. Entonces hay que descansar, leer o meditar. Si tiene sueño, puede volver a la cama, aunque es mejor permanecer erguido (de pie). Si te sientes bien puedes hacer un poco de ejercicio ligero.

.-08:30 am; Se tomará la cuarta (4ª) y última ración de ¼ de litro (250ml) de sal de Epson.

.-10:30 horas; se puede beber zumo de fruta recién exprimido y media hora después se puede comer una o dos piezas de fruta. Una hora después, puede tomar comidas ligeras y debe continuar comiendo comidas ligeras durante al menos 3 días después de la limpieza del hígado.

d.- Toma de agua:

El agua se puede beber en cualquier momento durante la limpieza del hígado, excepto justo antes y después de tomar las sales de Epson (espere unos 30 minutos). Además, no es conveniente beber agua entre las 21:30 y las 21:30 horas. y 2:00 a. m. (por si te despiertas). Aparte de esas excepciones, puede beber agua siempre que tenga sed.

Capítulo 10
La Limpieza de la Sangre

1.-¿Qué es la Quelación?

Es un método seguro y efectivo para sacar las toxinas y los desechos metabólicos del torrente sanguíneo. Se ha demostrado que los agentes quelantes administrados por vía endovenosa aumentan el flujo sanguíneo y eliminan las placas arteriales.

Ha sido usada de forma segura en Estados Unidos durante los últimos 40 años, aunque es poco conocida en muchos países.

La Quelación es un *fenómeno bioquímico :*

.-Se produce en el interior de las células

.-Constituyendo uno de los mecanismos más importantes que todo ser vivo tiene para apropiarse y utilizar los metales inorganico.

.-Por lo cual la quelación no es algo extraño a la naturaleza.

2.-¿Cómo actúa?

Los agentes quelantes son aminoácidos que tienen la capacidad de atrapar en su molécula a los iones de minerales y metales que se pueda encontrar durante su recorrido por el flujo sanguíneo.

Su acción se centra principalmente sobre los depósitos calcáreos que se forman en las paredes de las arterias y en las articulaciones, aunque deja completamente intacto el calcio de los huesos.

Al retirar el calcio depositado y los restos de metales pesados, las arterias recobran su elasticidad natural. Con ello el organismo consigue proporcionar una mejor nutrición a las células y se vuelven a poner en acción diversos sistemas enzimáticos que antes se encontraban reprimidos.

A medida que la química interna de las células tiende a normalizarse, se logra un mejor estado de bienestar y salud en general, del cual se benefician especialmente personas de edad avanzada y cuadros severos de enfermedades degenerativas y cardiovasculares.

Esta terapia es mucho más que un barrido de metales pesados como usualmente se considera, si bien disminuye en gran medida el riesgo de adquirir cáncer al limpiar el organismo de estos metales. Se sabe que el plomo, cadmio y mercurio tienen actividad cancerígena por la formación de radicales libres.

Hoy en día, tenemos en nuestros cuerpos entre 400 y 700 veces más cantidad de metales pesados, que la generación que vivió hace 100 años. En nuestro organismo estos metales se acumulan en las grasas y los huesos y no pueden eliminarse por lo que su efecto es permanente y acumulativo.

Son altamente reactivos y roban electrones a diferentes estructuras celulares generando *radicales libres* de forma continua, que a su vez, dañan otras moléculas o estructuras para restituir los suyos propios.

Este proceso entra entonces en un círculo vicioso produciendo daños en toda sustancia o estructura celular.

Toda enfermedad crónica tiene relación con este fenómeno, especialmente las que constituyen las causas de muerte más frecuentes como son *Los infartos de corazón, los derrames cerebrales, el cáncer y los problemas reumáticos*. El daño oxidativo del endotelio vascular, el ADN de las células y el cartílago articular ha sido severamente agravado por la acumulación de estos tóxicos.

3.-Efectos y Beneficios

Los efectos observados con la terapia de quelación son variados e incluyen :

❖ Mejoría de la memoria y la concentración.

❖ Una mejor visión.

❖ Reducción de las tasa de mortalidad por cáncer .

❖ Protección del envenenamiento por hierro.

❖ Detoxificación de los venenos de la víbora y la araña.

❖ Barredor de radicales libres, frenando el proceso de envejecimiento

El uso de esta terapia ha resultado beneficioso en el tratamiento de las enfermedades siguientes :

❖ Aterosclerosis

❖ Enfermedad coronaria (ataques cardíacos)

❖ Accidente vascular cerebral

❖ Enfermedad vascular periférica (que ocasiona dolor en las piernas, gangrena y amputación)

❖ La normalización del 50% de las arritmias cardíacas.

❖ Mejoría de la oclusión arterial cerebrovascular.

Varias de las observaciones sobre el valor del EDTA en los enfermos de cáncer fueron corroboradas en un estudio llevado a cabo en una pequeña ciudad Suiza durante 18 años, (1958-1976). Se evaluó la tasa de muerte por cáncer en pacientes que recibieron esta terapia.

Se observaron dos grupos de personas con unas condiciones de vida muy similares, (todos residían a lo largo de una misma avenida y estaban expuestas al mismo ambiente), un grupo recibió quelación y el otro no.

En el grupo no tratado, (172 personas), la tasa de muerte por cáncer fue del 17.6%. En el que recibió quelación, (59 personas), solo una persona murió de cáncer siendo su tasa del 1.7%. En otras palabras la terapia de quelación con EDTA reduce la mortalidad por cáncer en un 90%.

En la web del *American College for the Advancement of Medicine* (ACAM), se puede encontrar amplia literatura médica que demuestra como la terapia de quelación con Acido Etileno Diamino Tetracético (EDTA) es una alternativa totalmente fiable y efectiva para tratar diferentes complicaciones de la arteriosclerosis, como son coronariopatías, accidentes cardio-vasculares o vasculopatías periféricas.

Con este tratamiento se pueden evitar un 85% de las cirugías cardiovasculares, (angina de pecho, infarto, bypass y angioplastias) con el beneficio añadido de detener el deterioro de la salud por la edad y rejuvenecer el organismo al mejorar la oxigenación y nutrición de los tejidos a cargo del sistema circulatorio.

Otros beneficios observados con la Terapia de Quelación incluyen:

.-Hace más lento el proceso de envejecimiento.

.-Reporta importantes cambios en las densitometrías óseas, llegando a aumentar un 15% la masa ósea en un año.

.-Puede demorar por 3 años, la necesidad de diálisis en enfermedad renal.

.-Se observa mejoría de todos los sistemas: músculo-esquelético, cardiovascular, neurológico, gastrointestinal y urinario.

.-Las alergias y sensibilidades a sustancias químicas parece mejorar gracias al mejor funcionamiento del sistema inmune.

.-La evolución del Alzheimer se hace más lenta y en algunos casos parece detenerse.

.-La degeneración macular, causante de pérdida de visión en los ancianos, mejora y puede llegar a detenerse.

Los efectos quelantes de la quelación oral son menos notables y más lentos que cuando se administra por vía endovenosa, pero tiene importantes ventajas que incluyen aspectos prácticos, el mantenimiento potencial, continuo y a largo plazo y el bajo costo.

Inicialmente se utilizaron quelantes de base nutricional como *el ajo, la vitamina C, el musgo de Irlanda, el Zinc y ciertos aminoácidos.* En la actualidad ya se dispone del EDTA por vía oral y se observan con la quelación oral una disminución del 20% del nivel de colesterol, lo que disminuye la probabilidad de aterosclerosis.

No se recomienda la quelación oral como sustituto de la terapia de quelación endovenosa. Hay una diferencia significativa tanto en la rapidez como en el grado de los beneficios. La endovenosa es la apropiada para los pacientes que tiene solamente unos cuantos meses para curarse o someterse a cirugía.

La oral estaría indicada para pacientes no tan críticos , así como los que quieran protegerse contra los radicales libres y la acumulación de placa, resultando una alternativa efectiva, no invasiva y barata.

Algunas Contraindicaciones de esta terapia incluyen :

- ❖ Embarazo
- ❖ Insuficiencia renal severa
- ❖ Hipoparatiroidismo : actividad disminuida de la paratiroides
- ❖ Trastornos hepáticos severos.

Normalmente no se presentan efectos secundarios después de la terapia. Ocasionalmente puede haber leve dolor de cabeza, rubor, somnolencia o aumento del volumen de orina.

Debe ser aplicada por un médico con varios años de experiencia. Si no es médico quien administra la terapia, es necesario que esté presente durante el procedimiento.

Antes de la quelación, realizar un examen físico para ver la función cardíaca, análisis del contenido mineral del pelo, electrocardiograma, una prueba de esfuerzo, y un análisis de flujo con Doppler. Revisar la función renal. La dosis de EDTA debe ser individual a cada paciente de acuerdo a su edad, género y función renal y administrar lentamente.

Deben ser administrados por miembros del personal médico debidamente capacitados y que estén disponibles inmediatamente para atender cualquier síntoma que se presente como debilidad o mareo.

¿Por qué si se obtienen tan buenos resultados no está más extendida la terapia de Quelación?

*-La controversia inicial de sus efectos.

*-El desinterés de la industria farmacéutica al no poder explotarla

*-Por el desconocimiento del tema entre los profesionales de la medicina.

*-No suele ser reconocida ni pagada por la mayoría de los seguros médicos

4.-Validación Científica

a.-Quelación y Antienvejecimiento

En los años 50 un investigador llamado Lansing demostró que agregando agentes quelantes al medio de cultivo donde viven ciertos organismos primitivos, se aumentaba considerablemente el período de vida de estos.

El Dr. A. Tyler estudió la sobrevida de los espermatozoides del erizo de mar cuya vida es muy corta. Agregó al agua un aminoácido, el EDTA. Con esto aumentó 50 veces el promedio de vida.

El Dr. Johan Bjorksten ha dedicado más de 40 años a estos estudios y es uno de los investigadores que mejor conoce la bioquímica del envejecimiento. Es el descubridor de la teoría del cross-linking o entrecruzamiento de proteínas dentro de las células, fenómeno que hoy es considerado como la causa principal del deterioro por la edad. Es un entrecruzamiento de macromoléculas, con formación de puentes de proteínas, que entorpece y debilita los procesos biológicos y produce además una progresiva insolubilización e inmovilización de proteínas, ácidos nucleicos y otras macromoléculas.

Los metales pesados que se acumulan con la edad favorecen la formación de estos puentes entre moléculas. Esta teoría ha sido ampliamente aceptada en el mundo médico. Después de estudiar este proceso de forma exhaustiva, Bjorksten afirma que solo ha encontrado dos factores que tienen valor para controlar este deterioro dependiente de la edad: el ejercicio y la quelación con EDTA.

b.-Quelación y Enfermedad Renal

En un estudio se sometieron 13 pacientes con problemas crónico-degenerativos y daño renal a terapia de quelación con EDTA. El promedio de depuración del grupo antes de la terapia fue de 62.5 ml/min.

Después de 10 sesiones subió a 91.0 ml/min y al finalizar las 20 sesiones el promedio de depuración alcanzó los 97.9 ml/min. Los estudios de depuración fueron hechos por Metpath (Teterboro New Jersey), un laboratorio aprobado por las leyes federales y ampliamente reconocido, que hace estudios patológicos y bioquímicos en varias ciudades de los Estados Unidos.

La exposición a niveles moderados de plomo puede desencadenar o agravar la enfermedad renal y la remoción de este metal mejora este estado. Según un estudio hecho en Taiwan y publicado en The New England Journal of Medicine (2003) se observaron 64 pacientes con insuficiencia renal crónica y elevación de los niveles de plomo. La mitad de estos enfermos recibió terapia de quelación durante 27 meses y tuvo una clara mejoría frente a los del grupo de control los cuales empeoraron de su trastornos.

Según el Dr. Kun-Ying Pan, un nefrólogo del Memorial Hospital Chang Gung de Taipei, Taiwán: "Si buscamos niveles de plomo en pacientes renales podemos aminorar la progresión de la insuficiencia y esto es muy importante porque puede evitar la necesidad de la diálisis."

Este estudio demuestra que hay una relación directa de los niveles de plomo elevados con la enfermedad renal crónica y determinó que la terapia de quelación puede demorar la necesidad de diálisis por alrededor de tres años por una fracción del costo.

c.-Quelación y Enfermedad Vascular Periférica

10 pacientes varones con una edad media de 47 años (rango 41 a 53) con enfermedad vascular periférica diabetes o arteriosclerosis agravada por fumar se inscribieron en el estudio, se incluyeron ocho ex fumadores de cigarrillos, los cuales habían dejado de fumar al menos 6 meses antes de que comenzara el estudio, todos estaban en etapa 2 de la Clasificación La Fontaine.

Fueron asignados aleatoriamente en un estudio doble ciego para recibir (EDTA) más $MgSO_4$, complejo B y vitamina C o un placebo de $MgSO_4$, complejo B, y vitamina C en una solución de lactato de Ringer. Un total de 20 infusiones intravenosas fueron administradas a cada paciente. Las pruebas de Clínica y de laboratorio mostraron mejoras dramáticas después de 10 infusiones en los pacientes que recibían EDTA. No hubo ningún cambio en el grupo de placebo.

A continuación, el ensayo se terminó en un estudio ciego simple, los pacientes asignados originalmente para recibir placebo después recibieron 10 Infusiones de EDTA mientras que el grupo originalmente asignados a EDTA recibieron 20 infusiones de EDTA. El grupo que anteriormente habían recibido placebo mostro mejoras comparables a los vistos en el primer grupo de EDTA después de 10 tratamientos.

Metodología

-La prueba de caminar incluyó: Pacientes con claudicación entre 100 y 300 metros.

-La prueba de esfuerzo incluyó: Pacientes con claudicación con menos de 40 pasos

-La prueba de esfuerzo de bicicletas incluyó: Pacientes con claudicación antes de 3 minutos a 50 kilómetros por hora.

-Los 10 pacientes fueron elegidos aleatoriamente y se distribuyeron por igual en dos grupos que recibieron ampollas de 10 ml de EDTA o agua destilada.

Resultados

Hubo una mejora sustancial antes y después de las mediciones en la prueba de caminar y en la prueba de esfuerzo. Se muestra que sólo los pacientes asignados para recibir EDTA estaban mejorando. Por lo tanto, decidieron suministrar EDTA a todos los pacientes en las siguientes 10 sesiones. Los resultados obtenidos en el grupo placebo después de 10 tratamientos con EDTA (20 sesiones de tratamiento en total) fueron similares al grupo originalmente asignado a EDTA después del primer tratamiento de 10 sesiones.

En el grupo de EDTA original también se observó una mejora adicional del tratamiento 10 al 20 de quelación. El grupo EDTA después de 10 infusiones duplicó la distancia recorrida antes de la terapia en comparación con el grupo de placebo que no obtuvo ningún cambio. Después del 20 de infusiones el grupo de EDTA consiguió caminar casi tres veces más la distancia original y en el grupo de placebo después de introducir EDTA mejoró aproximadamente un 100%.

d.-Quelación y Enfermedad Coronaria Aterosclerótica

Ensayo doble ciego realizado en 134 sitios de los Estados Unidos y Canadá 2002 y 2011. El objetivo es determinar la seguridad y eficacia de etileno diamina tetra-acetrico (EDTA) en la terapia de quelación para personas con enfermedad de las arterias coronarias. Fue financiado por el Centro Nacional para la Medicina Complementaria y Alternativa y el Instituto Nacional del Corazón, los Pulmones y la Sangre. El estudio fue dirigido por Gervasio A. (Tony) Lamas, jefe de la División de Cardiología de la Universidad de Columbia en el Centro Medico Mount Sinaí en Miami Beach, FL

Los pacientes del estudio fueron 82 % hombres, 94 % de raza caucásica y aproximadamente la mitad obesos. Todos habían sufrido un ataque cardiaco previo, el 83 % ya se había sometido a una cirugía de bypass, la implantación de stent o angioplastia con balón. El 32% tenía diabetes, el 68 % tenía presión arterial alta y al 73 % se les había prescripto estatinas para reducir el colesterol. Los pacientes fueron seguidos durante un promedio de 55 meses.

El estudio utilizo EDTA disódico y otros componentes incluyendo la vitamina C. Cada paciente recibió 40 infusiones con una duración de al menos 3hs c/u. Las primeras 30 infusiones fueron semanales. Las últimas 10 fueron cada 15 días en función de la agenda del paciente. En total los investigadores entregaron 55.222 infusiones.

En resumen, los resultados fueron:

✓ Mejora general de la salud del corazón 18%

✓ El riesgo de muerte se redujo 7%

✓ Los ataques del corazón redujeron 23%

✓ Las hospitalizaciones por ataques cardíacos se redujeron más del 28%

✓ Complicaciones del corazón en diabéticos reducen un 39%

✓ Las cirugías del corazón redujeron a 19%

✓ El riesgo de los Stokes se redujeron a 23%

Roy Helibron, un cardiólogo con sede en Santa Fe, Nuevo México comentó :

"Este estudio demuestra científicamente y finalmente, a través del estudio científico más fuerte posible hecho alguna vez, que la quelación funciona. Soy médico y cualquier cosa que reduzca cirugías va a ser muy bueno para el paciente, pero malo para la industria. La cirugía es la mayor máquina de hacer dinero". "Este estudio muestra los porcentajes de reducción de la enfermedad cardiovascular en más del 18 %".

"Esta mejoría debería ser proclamada para acallar a los médicos anti-quelación. A modo de ejemplo, señala: "Plavix es un medicamento que se da a todo el mundo sobre la base de un beneficio del 15 %. La aspirina se da a los pacientes del corazón basado en un beneficio de 13 % Hemos demostrado un beneficio mayor al 18 % con la quelación."

"Cuando empezamos, la gente decía que quelación era peligrosa. Si el estudio ha demostrado algo, es que la quelación es segura. No se observaron efectos secundarios, no existen resultados negativos. Esto puede hacerse con seguridad. La quelación se metió en problemas porque muchas personas estaban defendiéndola ya que se utiliza con éxito para muchas enfermedades y eso deteriora la multimillonaria industria farmacéutica"

Anexo
El Laboratorio Détox

85

1.-Test de los Aditivos Alimentarios

Sirve para ayudarlo a elegir un estilo de vida, una dieta y un tratamiento saludables en consulta con su proveedor de atención médica. Está destinado a ser utilizado como una herramienta para fomentar un estado general de salud y bienestar.

El panel de aditivos alimentarios es una prueba para medir los niveles de anticuerpos contra los aditivos alimentarios que se encuentran comúnmente en los alimentos industriales. El panel está diseñado para brindar una imagen completa de los niveles de anticuerpos de un individuo contra estos antígenos en el suero.

Interpretación del informe: el informe comienza con la página de resumen de aditivos alimentarios que enumera solo los aditivos contra los cuales los niveles de anticuerpos son altos o moderados en el rango de referencia. Después de la sección de resumen se encuentra la lista completa de los aditivos alimentarios junto con los niveles de anticuerpos contra ellos en forma tabular para permitir una descripción completa junto con los rangos de referencia correspondientes.

El nivel del anticuerpo tiene un resaltado verde, amarillo o rojo alrededor de la celda que indica niveles leves, moderados o altos en comparación con nuestra población de referencia.

Además, el valor anterior también se indica para ayudar a verificar las mejoras cada vez que se solicita la prueba. Todos los contenidos proporcionados son únicamente con fines informativos y no deben considerarse consejos médicos. Cualquier cambio basado en estas opciones debe realizarse en consulta con el proveedor clínico.

El objetivo de esta prueba es investigar si existe intolerancia digestiva a alguno de los aditivos alimentarios comúnmente utilizados en la alimentación. Si da positivo (intolerante) a alguno de estos aditivos, debe eliminarlo inmediatamente de su dieta, al igual que los alimentos que los contienen.

Los aditivos explorados incluyen :

*-Tartracina (E102) colorante sintético amarillo en golosinas

*-Amarillo naranja (E110) colorante azoico amarillo en golosinas

*-Amaranto (E123) colorante azoico rojo en golosinas

*-Rojo Cochinilla (E124) muy utilizado en cientos de alimentos

*-Acido Benzoico (E210) estabilizante muy usado

*-Nitritos y Nitratos (E249 a 252) potencialmente cancerígenos

*-Butilhidroxianisol (E320) aromatizante usado en repostería

*-Acido Fosfórico (E338-243) abunda en las gaseosas y refrescos

*-Glutamato Monosódico y Monopotásico (E621-625) saborizante

*-Bifenilos (E230-233) derivado de alquitrán para tratar la piel de las frutas

*-Aspartamo (E951) edulcorante altamente perjudicial.

Las declaraciones en este informe no han sido evaluadas por la Administración de Drogas y Alimentos (FDA) y solo pretenden ser una opción de estilo de vida para la mitigación de riesgos potenciales. Consulte a su médico sobre medicamentos, tratamiento, dieta, ejercicio o control del estilo de vida, según corresponda.

Este producto no está destinado a diagnosticar, tratar o curar ninguna enfermedad o condición.

Tenga en cuenta que es importante que discuta cualquier modificación en su dieta, ejercicio y suplementos nutricionales con su médico antes de realizar cualquier cambio.

2.-Test de Toxinas Ambientales

Es una prueba para medir los niveles de toxinas ambientales a las que alguien podría estar expuesto. Está diseñado para dar una imagen completa de los niveles de estas toxinas en la orina de un individuo.

El test evalúa la presencia en el organismo de las toxinas siguientes:

a.-Pesticidas Organoclorados

*-Acido 2,4-Diclorofenoxiacetil (2,4-D)

*-Perclorato

*-DDA

b.-Pesticidas Organofosforados

*-DEDTP : Dietilditiofosfato

*-DMDTP : Dimetilditiofosfato

*-DETP : Dietiltiofosfato

*-DMP : Dimetiltiofosfato

*-Atrazina

c.-Otros Pesticidas y Herbicidas

*-Glifosato

*-3PBA : ácido 3-fenoxibenzoico

d.-Preservativos del Plástico

d.1-Derivados Acrílicos

- NAE : N-acetil-carbamoletil-cisteína
- NACE : N-acetil-cianoetil-cisteína

d.2-Derivados Falatos

- MEP : Mono-etil-falatos
- MEHP : Mono-etil-texil-falatos
- MEHHP : Mono-etil-hidroxihexil-falatos
- MEOHO : Mono-etil-0xohexil-falatos

d.3-Parabenos

- Metilparaben
- Propilparaben
- Butilparaben
- Etilparaben

d.4-Otros Metabolitos

- HEMA : ácido 2-hidroxietil-mercapturico
- NAPR : N-acetil-propil-cisteína
- DPP : Difenil-fosfato
- TG : Triglicina

e.-Compuestos Volátiles Orgánicos

- NAP : N-acetil-fenil-cisteína
- PGO : ácido fenil-glioxilico
- 2HIB : ácido 2-hidroxi-isobutírico
- 4MHA : ácido 4-metil-hipúrico
- 3-MHA : ácido 3-metil-hipúrico
- 2MHA : ácido 2-metil-hipúrico

f.-Alkilfenoles

- BPA : Bisfenol A

- Triclosan
- 4-Nonifenol

El informe comienza con la página de resumen que enumera solo las toxinas que son altas o moderadas en comparación con el rango de referencia. Después de la sección de resumen se encuentra la lista completa de las toxinas ambientales junto con los niveles en forma tabular para permitir una descripción completa junto con los rangos de referencia correspondientes. El nivel de la toxina tiene un resaltado verde, amarillo o rojo alrededor de la celda que indica niveles leves, moderados o altos en comparación con nuestra población de referencia.

Todo el contenido proporcionado en el informe tiene únicamente fines informativos y no debe considerarse un consejo médico. Cualquier cambio basado en la información debe realizarse en consulta con el proveedor clínico.

Además, el valor anterior también se indica para ayudar a verificar las mejoras cada vez que se solicita la prueba. Las pruebas de orina miden los analitos de una de dos maneras:

1) Proporción de analitos en comparación con el volumen de orina: las pruebas de orina que miden los analitos por proporción en comparación con el volumen de orina pueden verse influenciadas por la hidratación, tanto la falta de hidratación como la sobrehidratación.

2) Proporción de analitos en comparación con la concentración de creatinina: las pruebas de orina que miden los analitos por la concentración de creatina no se verán alteradas por el volumen de orina o el estado de hidratación. Los resultados se calculan en función de la concentración de creatinina, que no se verá alterada por el volumen de orina ni por el momento de la prueba.

3.-Test de Metales Pesados

La toxicidad por metales pesados está subvalorada como causa básica de la mayoría de las enfermedades actuales, porque puede afectar virtualmente todos los sistemas biológicos del cuerpo humano. Este tipo de toxicidad puede estar detrás de muchos trastornos neurológicos, digestivos, autoinmunes, ya que incrementa el nivel del estrés oxidativo generando disfunción mitocondrial de todas las células del organismo.

Otra forma como los metales pesados afectan la salud es causando *Carencias Nutricionales,* ya que también bloquean y disminuyen algunos micronutrientes críticos, como minerales y antioxidantes.

Se estima que la toxicidad por metales pesados afecta a más de 1 millón de personas cada año, incluyendo a los niños. Las poblaciones con mayor riesgo y susceptibilidad a este tipo de toxicidad incluyen :

- Fetos en desarrollo
- Los niños de todas las edades
- Personas inmunodeprimidas
- Personas con enfermedad hepática
- Personas con poca capacidad y actividad antioxidante

Los metales pesados están presentes en todas las regiones del planeta y se pueden acumular en el aire, suelos, y fuentes subterráneas de agua, especialmente en zonas cercanas a industrias contaminantes.

Algunas profesiones y actividades de ocio conllevan un riesgo mayor de sufrir toxicidad por metales pesados, como son :

- Asociadas a manejo de combustibles y pertrechos

- Pintores y la industria del caucho
- Fundiciones, minería, agricultura, fotografía
- Semiconductores, soldadura
- Manejo de desechos radiactivos

La Organización Mundial de la Salud (OMS) ha considerado la existencia de 11 metales pesados que son los principales responsables de la contaminación ambiental y humana, estos son :

arsénico, cadmio, cobalto, cromo, cobre, mercurio, manganeso, níquel, plomo, estaño y titanio.

Sin embargo existen otros metales pesados y sus metabolitos que pueden ser una causa importante de toxicidad que afecte la salud humana, como son : berilio, aluminio, paladio, antimonio, telurio, cesio, bario, gadolinio, tungsteno, platino, bismuto, torio, uranio.

Las principales enfermedades por toxicidad incluyen :

a.-Trastornos Neurológicos

- Déficit cognitivo y pérdida de memoria
- Temblores, ataxia, entumecimientos, hormigueos
- Acufenos e irritabilidad humoral
- Miopatías y neuropatías con o sin parálisis
- Enfermedad de Alzheimer y Parkinson
- Esclerosis Múltiple

b.-Trastornos Respiratorios

- Enfermedad pulmonar, cáncer de pulmón
- Neumonía, dificultad respiratoria
- Enfermedad de las vías respiratorias

c.-Trastornos Cardiocirculatorios

- Anemia, hipertensión e hipotensión arterial

- Anormalidades del glóbulo rojo, Potasio bajo
- Retención líquida, leucemias.

d.-Trastornos Digestivos

- Náuseas, vómitos, diarrea, dolor abdominal
- Boca seca, sabor metálico o desagradable
- Reducción de la absorción de minerales
- Cáncer de páncreas

e.-Trastornos Musculoesqueléticos

- Osteoporosis
- Reducción en la densidad mineral de los huesos (osteopenia)

f.-Trastornos Hepato-Renales

- Elevación de las transaminasas
- Insuficiencia hepática
- Insuficiencia renal

g.-Trastornos de la Piel

- Dermatitis, eczema, piel seca, sudorosa, lesiones de piel
- Hiperpigmentación, caída del cabello, reacciones alérgicas.

h.-Trastornos Reproductivos

- Infertilidad masculina y femenina
- Dificultad para concebir
- Anomalías congénitas
- Abortos.

4.-Test de Micotoxinas

Las *Micotoxinas* son toxinas procedentes de los hongos contaminantes de los alimentos y otros productos de consumo humano. Los hongos son resistentes al calor y por ello no son destruidos al cocinar los alimentos contaminados por ellos, por lo tanto, debemos inspeccionar minuciosamente los alimentos que consumimos para evitar contaminarnos con los hongos y sus micotoxinas.

La exposición a las micotoxinas puede provenir de los alimentos y otras fuentes ambientales. Los alimentos de mayor riesgo son aquellos que lucen magullados y/o estropeados, mientras que otras fuentes comunes incluyen los edificios afectados por humedad y moho, o ambientes contaminados por esporas de hongos, como jardines, bodegas, etc.

Los síntomas causados por la toxicidad con micotoxinas suelen ser vagos y generales, por lo cual no suelen ser asociados con infección por hongos y por ello son pasados por alto por la mayoría de los médicos.

Las micotoxinas afectan la salud de muchas formas y su presencia en el cuerpo puede conducir a enfermedades serias, incluyendo el cáncer y muchas enfermedades autoinmunes, como la tiroiditis de Hashimoto, las enfermedades del colágeno (colagenosis), la enfermedad celíaca y enfermedades neurológicas.

Las principales micotoxinas exploradas por el test incluye :

- Afatoxinas : M1, B1, B2, G1, G2
- Ocratoxina A
- Fumonisin B1, B2, B3
- Verrucarin A y Enniatin B1
- Zearalenone y Esterigmatocistin
- Citrinina, Patulina, Gliotoxina
- Acido Micofenólico y dehidrocitrinona

- Nivalenol, Caetoglobosin A, T-2 Toxina
- Saratroxina G y H, Isosaratroxina F
- Roridina A, H y L2

Algunos de los síntomas más asociados con la contaminación con micotoxinas incluyen :

- Debilidad y fatiga crónica
- Sensación de quemazón crónica en la nariz y garganta
- Tos, estornudos y sensación de falta de aire
- Perdida de cabello y erupción cutánea
- Depresión, ansiedad y pérdida de balance
- Ojos irritados y llorosos
- Dolores de cabeza y sensibilidad exagerada a la luz
- Alta sensibilidad a químicos y alimentos artificiales
- Rigidez matutina y dolor articular
- Palpitaciones
- Debilidad muscular
- Desordenes del sueño
- Pobre memoria y dificultad para encontrar las palabras
- Dolor abdominal, diarrea y flatulencias
- Sensación de adormecimiento de las manos y pies
- Mareos y desorientación
- Incremento en la frecuencia urinaria y mucha sed

Referencias Bibliográficas

Capítulo 1 :

1.-BERGSMANN, O.: Hallazgos asimétricos de leucocitos en la tuberculosis pulmonar. Viena. Klin W. 77, 618 (1985). El foco como factor patogénico. Phys Med. Y Rehabilitación. 18, 5, 237 (1977)

2.-BERGSMANN, O.; DABOCK, E.: Venosis oxihamoglobina y diferencias de leucocitos bajo tratamiento corporal irritante. Contribuciones Klin. Tub. 139, 295 (1969)

3.-BLOHMKE, M.: Cáncer, humanos, sociedad. Conferencia en el Coloquio Thermo-RegulationsDiagnostic und Krebs, Ludwigsburg, diciembre de 1978

4.-BORDEAU, L.: Recherches sur le tissu muqueux ou l'organ cellulaire. París, 1767

5.-BUTTERSACK, F.: Enfermedades latentes del tejido básico, especialmente la piel serosa. Stuttgart, 1912

6.-CARELL, A.; EBELING, A.H.: J. exp. medicina Vol. 44, núm. 2261 (1926). J. de exp. Medicina 44 No. 3, 285 (1926)

7.-ENDLER, F.; CAMARERO, G .: Conferencia antes de la 1ª Semana Santa. Congreso de Osteología. Viena, octubre de 1977

8.-EPPINGER, H.: La patología de la permeabilidad como lección desde el inicio de la enfermedad, Verlag Springer, Viena, 1949

9.-GASSER, H.: Conferencia en el 23º Congreso de Deutsch. Arb. Gem. Ion research, Bad Nauheim, octubre de 1973

10.-HAUSS, W. H.: Acerca de la luxación y el tratamiento de enfermedades reumáticas.
Enfermedades hippóticas. Hipócrates 32/17, 678 (1961)

11.-HERTWIG, O.: Desarrollo del cotiledón medio de los vertebrados. Jena 1881/82

12.-HILDEBRANDT, G.: Fundamentos científicos de la balneoterapia. El r. Donde. 25, 32, 4122 (1975)

13.-HOFF, F.: Fisiología y Patología Clínicas. Editorial Thieme, Stuttgart. 1954

14.-HUMPHREY, J.H.; WITHE, R.G.: Inmunología. Editorial Thieme, Stuttgart. 1972

15.-HUNEKE, F.: El segundo fenómeno. 4a ed., Editorial Haug, Heidelberg

16.-JENTGENS, H., MATZKER, J.; STEINHAUS, Ch.: Laryng. Rhinol 57, 190 (1978)

17.-MUCHACHO HULSING. G .: Investigaciones sobre la fisiopatología del tejido conectivo. La editorial Dr. Hüthig, Heidelberg 1988

18.-KELLNER, G.: Sobre la histopatología de Storfeld utilizando el ejemplo de la cicatriz. Phys. Med. Y rehabilitación. 10, 4 (1969). Investigaciones sobre la elutabilidad de la enzima ósea, Orthopad Praxis 12, 6, 624 (1976). La inflamación crónica. Viena. Med. W. 127, 10, 301 (1977)

19.-MESERO. GRAMO.; KRAMMER. H .; SEIDL, K.: Parámetros objetivos para la posición vegetativa inicial (prueba de regulación). El arte de curar 91, 3 (1978)

20.-LEDER,   L.D.:   El   monocito   sanguíneo.   Springer-Verlag, Berlín-Heidelberg-Nueva York, 1967

Capítulo 2

1.-THAPA, B. R. et WALIA, Anuj. Liver function tests and their interpretation. *The Indian Journal of Pediatrics*, 2007, vol. 74, no 7, p. 663-671.

2.-APTE, Udayan et KRISHNAMURTHY, Partha. Detoxification Functions of the Liver. In : *Molecular pathology of liver diseases*. Springer, Boston, MA, 2011. p. 147-163.

3.-LUNDQUIST, Frank, TYGSTRUP, Niels, WINKLER, Kjeld, *et al.* Ethanol metabolism and production of free acetate in the human liver. *The Journal of clinical investigation*, 1962, vol. 41, no 5, p. 955-961.

4.-MOHAFRASH, Samia Mostafa Mohamed et MOSSA, Abdel-Tawab Halim. Herbal syrup from chicory and artichoke leaves ameliorate liver damage induced by deltamethrin in weanling male rats. *Environmental Science and Pollution Research*, 2020, vol. 27, no 7, p. 7672

5.-KIM, You Jin, KWON, Sanghee, et KIM, Mi Kyung. Effect of Chlorella vulgaris intake on cadmium detoxification in rats fed cadmium. *Nutrition Research and Practice*, 2009, vol. 3,

6.-SONI, Deepika et GROVER, Abhinav. "Picrosides" from Picrorhiza kurroa as potential anti-carcinogenic agents. *Biomedicine & Pharmacotherapy*, 2019, vol. 109, p. 1680

7.-FINCO, Delmar R. Kidney function. In : *Clinical biochemistry of domestic animals*. Academic Press, 1997. p. 441-484.

8.-CLARK, William F., SONTROP, Jessica M., HUANG, Shi-Han, *et al.* Hydration and chronic kidney disease progression: a critical review of the evidence. *American journal of nephrology*, 2016, vol. 43, no 4, p. 281-292.

9.-GERSHOFF, STANLEY N. et PRIEN, Edwin L. Effect of daily MgO and vitamin B6 administration to patients with recurring calcium oxalate kidney stones. *The American Journal of Clinical Nutrition*, 1967, vol. 20, no 5, p. 393-399.

10.-SEPTEMBER, Wolfgang Weichmann. Chanca Piedra Efficacy Study (Romania 2019)-1 in 4 STONE FREE!.

11.-NAVA, Gerardo M. et STAPPENBECK, Thaddeus S. Diversity of the autochthonous colonic microbiota. *Gut microbes*, 2011, vol. 2, no 2, p. 99-104.

12.- IA, Y. F., ZHANG, J. H., XU, Z. F., *et al.* Pycnogenol, a compound isolated from the bark of pinus maritime mill, attenuates ventilator-induced lung injury through inhibiting NF-κB-mediated inflammatory response. *International Journal of Clinical and Experimental Medicine*, 2015, vol. 8, no 2, p. 1824.

Capítulo 3

1.-1,01,1http://www.mayoclinic.com/health/detox-diets/AN01334

2.-http://www.webmd.com/diet/news/20040824/citrus-fruit-packs-a-healthy-punch

3.-http://www.webmd.com/stroke/news/20120223/citrus-fruits-may-lower-womens-stroke-risk

4.-http://www.webmd.com/diet/news/20040824/citrus-fruit-packs-a-healthy-punch

5.-http://www.webmd.com/stroke/news/20120223/citrus-fruits-may-lower-womens-stroke-risk

6.-http://www.elle.com/beauty/health-fitness/the-grape-cure-388026

7.-http://www.webmd.com/balance/natural-liver-detox-diets-liver-cleansing

8.-http://www.webmd.com/diet/liquid-diets

9.-http://www.webmd.com/diet/liquid-diets

10.-http://www.mayoclinic.com/health/organic-food/NU00255

11.-http://www.mayoclinic.com/health/organic-food/NU00255

12.-http://www.mayoclinic.com/health/organic-food/NU00255

13.-http://www.webmd.com/diet/features/6-reasons-to-drink-water?page=2

14.-http://www.marieclaire.com/health-fitness/advice/at-home-detoxing-detox-facts   15.-http://www.self.com/fooddiet/2010/08/the-healthy-way-to-detox-slideshow# slide=1

Capítulo 4

1.- «detoxification - definition of detoxification by the Free Online Dictionary, Thesaurus and Encyclopedia»[1]. Thefreedictionary.com. Consultado el 21 de abril de 2013.

---

1.   http://www.thefreedictionary.com/detoxification

2.-↑[2] «detoxify - definition of detoxify in the Medical dictionary - by the Free Online Medical Dictionary, Thesaurus and Encyclopedia»[3]. Medical-dictionary.thefreedictionary.com. Consultado el 21 de abril de 2013.

3.-↑[4] «Toxicology Primer»[5]. UIC. Archivado desde el original[6] el 31 de octubre de 2013. Consultado el 21 de abril de 2013.

4.-↑[7] «Get the Lead Out - Autumn 2009 Living Bird»[8]. Birds.cornell.edu. Consultado el 21 de abril de 2013.

5.-↑[9] «Scientists dismiss detox schemes»[10]. BBC News[11]. 3 de enero de 2006. Consultado el 5 de mayo de 2013.

6.-↑ Saltar a:[a][12] [b][13] [c][14] «Detox diets: Do they work? - Mayo Clinic»[15]. Consultado el 26 de julio de 2016.

7.-↑[16] «Scientists dismiss detox schemes»[17]. 3 de enero de 2006. Consultado el 26 de julio de 2016 – via bbc.co.uk.

8.-↑[18] «No proof so-called detox products work: scientists»[19]. Archivado desde el original[20] el 4 de noviembre de 2013. Consultado el 4 de febrero de 2017.

---

2.   https://es.wikipedia.org/wiki/Desintoxicaci%C3%B3n#cite_ref-2

3.   http://medical-dictionary.thefreedictionary.com/detoxify

4.   https://es.wikipedia.org/wiki/Desintoxicaci%C3%B3n#cite_ref-3

5.   https://web.archive.org/web/20131031083314/http:/www.uic.edu/sph/glakes/kids/case1/tox_primer.htm

6.   http://www.uic.edu/sph/glakes/kids/case1/tox_primer.htm

7.   https://es.wikipedia.org/wiki/Desintoxicaci%C3%B3n#cite_ref-4

8.   http://www.birds.cornell.edu/NetCommunity/Page.aspx?pid=1508

9.   https://es.wikipedia.org/wiki/Desintoxicaci%C3%B3n#cite_ref-5

10.   http://news.bbc.co.uk/2/hi/health/4576574.stm

11.   https://es.wikipedia.org/wiki/BBC_News

12.   https://es.wikipedia.org/wiki/
Desintoxicaci%C3%B3n#cite_ref-Mayo_Clinic_Website_6-0

*13.   https://es.wikipedia.org/wiki/
Desintoxicaci%C3%B3n#cite_ref-Mayo_Clinic_Website_6-1*

*14.   https://es.wikipedia.org/wiki/
Desintoxicaci%C3%B3n#cite_ref-Mayo_Clinic_Website_6-2*

15.   https://www.mayoclinic.org/healthy-lifestyle/nutrition-and-healthy-eating/expert-answers/detox-diets/faq-20058040

16.   https://es.wikipedia.org/wiki/Desintoxicaci%C3%B3n#cite_ref-7

17.   http://news.bbc.co.uk/1/hi/health/4576574.stm

18.   https://es.wikipedia.org/wiki/Desintoxicaci%C3%B3n#cite_ref-8

10.-↑[21] xenobiotic metabolic process (13 de abril de 2013). «AmiGO: xenobiotic metabolic process Details»[22]. Amigo.geneontology.org. Archivado desde el original[23] el 25 de julio de 2009. Consultado el 21 de abril de 2013.

11.-↑[24] «Metabolism of Xenobiotics»[25]. Zoology.muohio.edu. Archivado desde el original[26] el 1 de junio de 2013. Consultado el 21 de abril de 2013.

12.-↑[27] Danielson P (2002). «The cytochrome P450 superfamily: biochemistry, evolution and drug metabolism in humans». *Curr Drug Metab* **3** (6): 561-97. PMID[28] 12369887[29]. doi[30]:10.2174/1389200023337054[31].

13.-↑[32] Sheehan D; Meade G; Foley V; Dowd C (2001). «Structure, function and evolution of glutathione transferases: implications for classification of non-mammalian members of an ancient enzyme superfamily»[33]. *Biochem J* **360** (Pt 1): 1-16. PMC[34] 1222196[35]. PMID[36] 11695986[37]. doi[38]:10.1042/ 0264-6021:3600001[39].

---

19.   https://web.archive.org/web/20131104082910/http:/www.theloop.ca/news/all

20.   http://news.sympatico.msn.ctv.ca/abc/home/
contentposting.aspx?isfa=1&feedname=CTV-TOPSTORIES_V3&showbyline=True&date=true&newsitemid=
CTVNews%2f20090105%2fdetox_study_090105

21.   https://es.wikipedia.org/wiki/Desintoxicaci%C3%B3n#cite_ref-amigo.geneontology.org_11-0

22.   https://web.archive.org/web/20090725080140/http:/amigo.geneontology.org/cgi-bin/amigo/
term-details.cgi?term=GO:0006805&session_id=6158amigo1247950855

23.   http://amigo.geneontology.org/cgi-bin/amigo/
term-details.cgi?term=GO:0006805&session_id=6158amigo1247950855

24.   https://es.wikipedia.org/wiki/Desintoxicaci%C3%B3n#cite_ref-13

25.   https://web.archive.org/web/20130601201828/http:/zoology.muohio.edu/oris/ZOO462/notes/
03_462.html

26.   http://zoology.muohio.edu/oris/ZOO462/notes/03_462.html

27.   https://es.wikipedia.org/wiki/Desintoxicaci%C3%B3n#cite_ref-15

28.   https://es.wikipedia.org/wiki/PubMed_Identifier

29.   https://www.ncbi.nlm.nih.gov/pubmed/12369887

30.   https://es.wikipedia.org/wiki/Digital_object_identifier

31.   https://dx.doi.org/10.2174%2F1389200023337054

32.   https://es.wikipedia.org/wiki/Desintoxicaci%C3%B3n#cite_ref-17

33.   https://www.ncbi.nlm.nih.gov/pmc/articles/PMC1222196

34.   https://es.wikipedia.org/wiki/PubMed_Central

35.   https://www.ncbi.nlm.nih.gov/pmc/articles/PMC1222196

36.   https://es.wikipedia.org/wiki/PubMed_Identifier

37.   https://www.ncbi.nlm.nih.gov/pubmed/11695986

38.   https://es.wikipedia.org/wiki/Digital_object_identifier

39.   https://dx.doi.org/10.1042%2F0264-6021%3A3600001

184-↑[40] «Small Molecule Drug Metabolism»[41]. Ionsource.com. 1 de septiembre de 2012. Consultado el 21 de abril de 2013.

15.-↑[42] «Comparison of the Levels of Enzymes Involved in Drug Metabolism between Transgenic or Gene-knockout and the Parental Mice»[43]. Tpx.sagepub.com. 1 de enero de 2001. Consultado el 21 de abril de 2013.

Capítulo 5

1.-Frutoterapia. Disponible en: http://fcmfajardo.sld.cu/efemerides/julio/Consejos/frutoterapia.pdf

2.-¿Que es la Frutoterapia? Disponible en: http://www.frutoterapia.net/

3.-MOGHADAMTOUSI, Z, Soheil et al. *Annona muricata (Annonaceae): A Review of Its Traditional Uses, Isolated Acetogenins and Biological Activities.* International Journal of Molecular Sciences. Vol.16. 7.ed; 15625–15658, 2015

4.-ISHOLA, O, Ismail et al. *Mechanisms of Analgesic and Anti-Inflammatory Properties of Annona muricata Linn. (Annonaceae) Fruit Extract in Rodents.* Journal of Medicinal Food. Vol.17. 12.ed; 1375–1382, 2014

5.-GRANDI, Telma Sueli Mesquita. *Tratado das Plantas Medicinais: mineiras, nativas e cultivadas.* 1ed. Minas Gerais: Adaequatio Estudio, 2014. 659-660.

6.-TÉLLEZ, C, CORIA, Ana et al. *Annona muricata: A comprehensive review on its traditional medicinal uses, phytochemicals, pharmacological activities, mechanisms of action and toxicity.* Elsevier. vol.11. 5.ed; 662-691, 2018

7.-INSTITUTO FEDERAL DE EDUCAÇÃO, CIÊNCIA E TECNOLOGIA SUL DE MINAS GERAIS. *Plantas medicinais: graviola.* Disponible en: <https://www2.muz.ifsuldeminas.edu.br/plantasmedicinais/p61.html#:~:text=Nome%20popular,%2C%20Araticum-do-Grande>. Acceso en 21 ene 2022

8.-UNITED STATES DEPARTMENT OF AGRICULTURE. *Food Data Central.* Disponible en: <https://fdc.nal.usda.gov/ndb/search/list>. Acceso en 21 ene 2022

Capítulo 6

---

40.   https://es.wikipedia.org/wiki/Desintoxicaci%C3%B3n#cite_ref-18

41.   http://www.ionsource.com/tutorial/metabolism/met_slide5.htm

42.   https://es.wikipedia.org/wiki/Desintoxicaci%C3%B3n#cite_ref-19

43.   http://tpx.sagepub.com/cgi/content/abstract/29/1_suppl/161

1.-Jugoterpia, El camino hacia la salud. Editorial Epoca

2.-Jugoterapia. Dr. Bernard Jensen

3.-Jugoterapia. Nelly y Mesa camones

4.- «¿Tabla Nutricional: Bebida de jugo de fruta»[44]. Consultado el 27 de sep de 2022.

5.-↑[45] «¿Conoces las diferencias entre los diferentes tipos de zumos y bebidas de frutas?»[46]. Citogen. 10 de enero de 2013. Consultado el 13 de julio de 2021. «Respecto a la vitamina C (nutriente esencial de efecto antioxidante) que se obtiene de modo natural en el zumo de naranja, la normativa permite a la industria añadir ácido ascórbico (E-300) para compensar la pérdida de esta vitamina en el tratamiento térmico. »

6.-↑[47] *Diccionario de la lengua española*[48], Real Academia Española[49]. Definición del término *zumo*[50]. Consultado el 22/04/2009.

7.-↑[51] *Diccionario de la lengua española*[52], Real Academia Española[53]. Definición del término *jugo*[54]. Consultado el 22/04/2009.

8.-↑[55] «Los beneficios por los que todos deberíamos tomar zumo de naranja natural»[56]. *El Confidencial*[57] Digital. Consultado el 13 de julio de 2021.

---

44.   http://www.todoalimentos.org/bebida-de-jugo-de-fruta/

45.   https://es.wikipedia.org/wiki/Jugo_de_frutas#cite_ref-2

46.   https://www.cagt.es/blog/salud/conoces-las-diferencias-entre-los-diferentes-tipos-de-zumos-y-bebidas-de-frutas/

47.   https://es.wikipedia.org/wiki/Jugo_de_frutas#cite_ref-3

48.   *https://es.wikipedia.org/wiki/Diccionario_de_la_lengua_espa%C3%B1ola*

49.   https://es.wikipedia.org/wiki/Real_Academia_Espa%C3%B1ola

50.   *https://dle.rae.es/?w=zumo*

51.   https://es.wikipedia.org/wiki/Jugo_de_frutas#cite_ref-4

52.   *https://es.wikipedia.org/wiki/Diccionario_de_la_lengua_espa%C3%B1ola*

53.   https://es.wikipedia.org/wiki/Real_Academia_Espa%C3%B1ola

54.   *https://dle.rae.es/?w=jugo*

55.   https://es.wikipedia.org/wiki/Jugo_de_frutas#cite_ref-5

56.   https://www.elconfidencialdigital.com/articulo/cuidate/beneficios-todos-deberiamos-tomar-zumo-naranja-natural/20210317162515224005.html

57.   *https://es.wikipedia.org/wiki/El_Confidencial*

9.-↑ Saltar a:*a*[58] *b*[59] «Zumos de naranja envasados: ¿sabes qué compras?»[60]. Organización de Consumidores y Usuarios[61]. 15 de enero de 2020. Consultado el 13 de julio de 2021.

10.-↑[62] «Categorías de producto»[63]. Asociación Nacional de Fabricantes de Zumos. Consultado el 13 de julio de 2021.

11.-↑[64] «Enzimas para procesar jugos de fruta»[65]. Consultado el 1 de diciembre de 2017.

12.-↑[66] García Cevallos,Chafla Guamán. «Caracterización de pectinasas antárticas y su uso en la clarificación de jugo de manzana»[67]. *17 de septiembre de 2015.*

13.-↑[68] Greice Sandri, Claudete Fontana, Ivana, Roselei. «Clarification of fruit juices by fungal pectinases»[69]. *December 2011.*

Capítulo 7

1.-Cahill Jr, G. F., Herrera, M. G., Morgan, A., Soeldner, J. S., Steinke, J., Levy, P. L., ... & Kipnis, D. M. (1966). *Hormone-fuel interrelationships during fasting. Journal of Clinical Investigation, 45(11), 1751.*[70]

2.-Krebs, H. A., & Johnson, W. A. (1937). *Metabolism of ketonic acids in animal tissues*[71]. *Biochemical Journal, 31(4), 645.*

3.-Owen, O. E., Morgan, A. P., Kemp, H. G., Sullivan, J. M., Herrera, M. G., & Cahill Jr, G. F. (1967). *Brain metabolism during fasting. Journal of Clinical Investigation, 46(10), 1589.*[72]

---

58.   https://es.wikipedia.org/wiki/Jugo_de_frutas#cite_ref-ocu_6-0

59.   https://es.wikipedia.org/wiki/Jugo_de_frutas#cite_ref-ocu_6-1

60.   https://www.ocu.org/alimentacion/alimentos/informe/zumos-envasados

61.   https://es.wikipedia.org/wiki/Organizaci%C3%B3n_de_Consumidores_y_Usuarios

62.   https://es.wikipedia.org/wiki/Jugo_de_frutas#cite_ref-7

63.   https://www.asozumos.es/zumo/categorias/

64.   https://es.wikipedia.org/wiki/Jugo_de_frutas#cite_ref-8

65.   http://www.enzymedevelopment.com/es/applications/juice/

66.   https://es.wikipedia.org/wiki/Jugo_de_frutas#cite_ref-9

67.   http://www.dspace.espol.edu.ec/xmlui/handle/123456789/29892

68.   https://es.wikipedia.org/wiki/Jugo_de_frutas#cite_ref-10

69.   http://www.sciencedirect.com/science/article/pii/S002364381100065X?via%3Dihub

70.   http://www.ncbi.nlm.nih.gov/pmc/articles/PMC292859/pdf/jcinvest00269-0113.pdf

71.   http://www.ncbi.nlm.nih.gov/pmc/articles/PMC1266984/

72.   http://www.ncbi.nlm.nih.gov/pubmed/6061736/

4.-Longo, V. D., & Mattson, M. P. (2014). *Fasting: molecular mechanisms and clinical applications. Cell metabolism, 19*(2), 181-192.[73]

5.- Dr. Medina Fuentes: *Vegetarismo. Medicina Natural.* España: Libsa, 1993. ISBN 84-7630-237-1[74].

6.-Dr. Francisco Tomás Verdú Vicente: *El ayuno como terapia*, dentro de *Ayuno y Plenitud*, editado por Hnos. de San Juan de Dios

7.-↑[75] Maalouf, Marwan A.; Rho, Jong M.; Mattson, Mark P. (1 de marzo de 2009). *«THE NEUROPROTECTIVE PROPERTIES OF CALORIE RESTRICTION, THE KETOGENIC DIET, AND KETONE BODIES»*[76]. *Brain research reviews* **59** (2): 293-315. ISSN[77] 0165-0173[78]. PMC[79] 2649682[80]. PMID[81] 18845187[82]. doi[83]:10.1016/j.brainresrev.2008.09.002[84]. Consultado el 31 de julio de 2015.

8.-↑[85] Martin, Bronwen; Mattson, Mark P.; Maudsley, Stuart (1 de agosto de 2006). «Caloric restriction and intermittent fasting: Two potential diets for successful brain aging»[86]. *Ageing research reviews* **5** (3): 332-353. ISSN[87] 1568-1637[88]. PMC[89] 2622429[90]. PMID[91] 16899414[92]. doi[93]:10.1016/ j.arr.2006.04.002[94]. Consultado el 31 de julio de 2015.

73.   http://www.sciencedirect.com/science/article/pii/S1550413113005032

74.   https://es.wikipedia.org/wiki/Especial:FuentesDeLibros/8476302371

75.   https://es.wikipedia.org/wiki/Ayuno#cite_ref-4

76.   http://www.ncbi.nlm.nih.gov/pmc/articles/PMC2649682/

77.   https://es.wikipedia.org/wiki/ISSN

78.   https://issn.org/resource/issn/0165-0173

79.   https://es.wikipedia.org/wiki/PubMed_Central

80.   https://www.ncbi.nlm.nih.gov/pmc/articles/PMC2649682

81.   https://es.wikipedia.org/wiki/PubMed_Identifier

82.   https://www.ncbi.nlm.nih.gov/pubmed/18845187

83.   https://es.wikipedia.org/wiki/Digital_object_identifier

84.   https://dx.doi.org/10.1016%2Fj.brainresrev.2008.09.002

85.   https://es.wikipedia.org/wiki/Ayuno#cite_ref-5

86.   http://www.ncbi.nlm.nih.gov/pmc/articles/PMC2622429/

87.   https://es.wikipedia.org/wiki/ISSN

88.   https://issn.org/resource/issn/1568-1637

89.   https://es.wikipedia.org/wiki/PubMed_Central

90.   https://www.ncbi.nlm.nih.gov/pmc/articles/PMC2622429

91.   https://es.wikipedia.org/wiki/PubMed_Identifier

92.   https://www.ncbi.nlm.nih.gov/pubmed/16899414

93.   https://es.wikipedia.org/wiki/Digital_object_identifier

94.   https://dx.doi.org/10.1016%2Fj.arr.2006.04.002

9.-↑[95] Halagappa, Veerendra Kumar Madala; Guo, Zhihong; Pearson, Michelle; Matsuoka, Yasuji; Cutler, Roy G.; LaFerla, Frank M.; Mattson, Mark P. (1 de abril de 2007). *«Intermittent fasting and caloric restriction ameliorate age-related behavioral deficits in the triple-transgenic mouse model of Alzheimer's disease»*[96]. *Neurobiology of Disease* **26** (1): 212-220. doi[97]:10.1016/j.nbd.2006.12.019[98]. Consultado el 31 de julio de 2015.

10.- Ahmet, I., Wan, R., Mattson, M. P., Lakatta, E. G., & Talan, M. (2005). *Cardioprotection by intermittent fasting in rats.*[99] Circulation, *112*(20), 3115-3121.

11.-↑[100] Mattson, Mark P.; Wan, Ruiqian (1 de marzo de 2005). *«Beneficial effects of intermittent fasting and caloric restriction on the cardiovascular and cerebrovascular systems»*[101]. The Journal of Nutritional Biochemistry **16** (3): 129-137. doi[102]:10.1016/j.jnutbio.2004.12.007[103]. Consultado el 31 de julio de 2015.

Capítulo 8

1.-↑ Saltar a:*a*[104] b[105] «Colon Therapy»[106]. American Cancer Society. Archivado desde el original[107] el 24 de abril de 2015.

2.-↑[108] Schneider, K (27 de febrero de 2003). «How Clean Should Your Colon Be?»[109]. American Council on Science and Health[110]. Consultado el 19 de julio de 2014.

---

95.   https://es.wikipedia.org/wiki/Ayuno#cite_ref-6

96.   http://www.sciencedirect.com/science/article/pii/S0969996106003251

97.   https://es.wikipedia.org/wiki/Digital_object_identifier

98.   https://dx.doi.org/10.1016%2Fj.nbd.2006.12.019

99.   *http://circ.ahajournals.org/content/112/20/3115.long*

100.   https://es.wikipedia.org/wiki/Ayuno#cite_ref-8

101.   http://www.sciencedirect.com/science/article/pii/S095528630400261X

102.   https://es.wikipedia.org/wiki/Digital_object_identifier

103.   https://dx.doi.org/10.1016%2Fj.jnutbio.2004.12.007

104.   https://es.wikipedia.org/wiki/Limpieza_de_colon#cite_ref-ACS_2-0

105.   https://es.wikipedia.org/wiki/Limpieza_de_colon#cite_ref-ACS_2-1

106.   https://web.archive.org/web/20150424180208/http:/www.cancer.org/Treatment/

TreatmentsandSideEffects/ComplementaryandAlternativeMedicine/ManualHealingandPhysicalTouch/

colon-therapy

107.   http://www.cancer.org/Treatment/TreatmentsandSideEffects/ComplementaryandAlternativeMedicine/

ManualHealingandPhysicalTouch/colon-therapy

108.   https://es.wikipedia.org/wiki/Limpieza_de_colon#cite_ref-Schneider_3-0

109.   http://acsh.org/news/2003/02/27/how-clean-should-your-colon-be

3.-↑[111] Papponetti, M (2017). «Constipación crónica»[112]. Consultado el 26 de febrero de 2018.

4.-↑[113] Armas, A (2014). «Terapia colónica»[114]. Consultado el 26 de febrero de 2018.

5.-↑[115] Inman M (2011). «How Bacteria Turn Fiber into Food»[116]. *PLOS Biology*[117] (Sinopsis) **9** (12): e1001227.

6.-↑[118] Juan-J. Sebastián-Domingo; Clara Sánchez-Sánchez (2018). «De la flora intestinal al microbioma»[119]. *Rev. esp. enferm. dig.* (Madrid) **110** (1). Consultado el 18 de julio de 2019.

7.-↑[120] Barrett, S[121] (9 de marzo de 2008). «Gastrointestinal Quackery: Colonics, Laxatives, and More»[122]. Quackwatch[123]. Consultado el 2 de septiembre de 2008.

8.- *Emanuel, AV; Krogh, K; Bazzocchi, G; Leroi, AM; Bremer, A; Leder, D; van Kuppevelt, D; Mosiello, G; Vogel, M; Perrouin-Verbe, B; Coggrave, M; Christensen, P (20 de agosto de 2013). "Revisión de consenso de las mejores prácticas de irrigación transanal en adultos"[124] . Médula espinal . **51** (10): 732–738. doi[125] : 10.1038/ sc.2013.86[126] . PMID [127] 23958927[128] .*

110.   https://es.wikipedia.org/w/

index.php?title=American_Council_on_Science_and_Health&action=edit&redlink=1

111.   https://es.wikipedia.org/wiki/

Limpieza_de_colon#cite_ref-Papponetti_c0cb5f0fcf239ab3d9c1fcd31fff1efc_2017_4-0

112.   http://www.intramed.net/contenidover.asp?contenidoID=90947

113.   https://es.wikipedia.org/wiki/Limpieza_de_colon#cite_ref-5

114.   https://institutosaludysaber.wordpress.com/2014/04/26/terapia-colonica-1/

115.   https://es.wikipedia.org/wiki/Limpieza_de_colon#cite_ref-6

116.   https://doi.org/10.1371/journal.pbio.1001227

117.   https://es.wikipedia.org/wiki/PLOS_Biology

118.   https://es.wikipedia.org/wiki/

Limpieza_de_colon#cite_ref-Sebasti_0bcef9c45bd8a48eda1b26eb0c61c869_C3_0bcef9c45bd8a48eda1b26eb0c6

1c869_A1n_c0cb5f0fcf239ab3d9c1fcd31fff1efc_2018_7-0

119.   http://scielo.isciii.es/scielo.php?script=sci_arttext&pid=S1130-01082018000100009

120.   https://es.wikipedia.org/wiki/Limpieza_de_colon#cite_ref-Quackwatch_12-0

121.   https://es.wikipedia.org/wiki/Stephen_Barrett

122.   http://www.quackwatch.org/01QuackeryRelatedTopics/gastro.html

123.   https://es.wikipedia.org/wiki/Quackwatch

124.   https://doi.org/10.1038%2Fsc.2013.86

125.   https://en.wikipedia.org/wiki/Doi_(identifier)

126.   https://doi.org/10.1038%2Fsc.2013.86

127.   https://en.wikipedia.org/wiki/PMID_(identifier)

128.   https://pubmed.ncbi.nlm.nih.gov/23958927

9.- Ernst E (junio de 1997). "Irrigación colónica y la teoría de la autointoxicación: un triunfo de la ignorancia sobre la ciencia". Revista de Gastroenterología Clínica. 24(4): 196–8. doi[129]:10.1097/00004836-199706000-00002[130]. IDPM[131]9252839[132].

10.- Schneider, K (2003-02-27). "¿Qué tan limpio debe estar su colon?"[133]. Consejo Americano de Ciencia y Salud[134]. Consultado el 19 de julio de 2014.

11.- Donaldson, AN (1922). "Relación del estreñimiento a la intoxicación intestinal". JAMA[135]. 78 (12): 884–8. doi[136] : 10.1001/jama.1922.02640650028011[137].

12.- hen TS, Chen PS (1989). "Autointoxicación intestinal: un leitmotiv médico". J. Clin. [138]Gastroenterol. [139]11(4): 434–41. doi[140]:10.1097/00004836-198908000-00017[141]. PMID[142]266839[143]

13.- Smith JL (marzo de 1982). "Sir William Arbuthnot-Lane, primer baronet, estasis intestinal crónica y autointoxicación"[144]. Anales de Medicina Interna[145]. 96 (3): 365–9. doi[146] : 10.7326/0003-4819-96-3-365[147]. IDPM [148]7036818[149].

14.-^[150] Álvarez, WC (1919). "Origen del llamado síntoma de autointoxicación"[151]. JAMA[152]. 72 (1): 8–13. doi[153] : 10.1001/jama.1919.02610010014002[154].

129. *https://en.wikipedia.org/wiki/Doi_(identifier)*

130. *https://doi.org/10.1097%2F00004836-199706000-00002*

131. *https://en.wikipedia.org/wiki/PMID_(identifier)*

132. *https://pubmed.ncbi.nlm.nih.gov/9252839*

133. *http://acsh.org/news/2003/02/27/how-clean-should-your-colon-be*

134. *https://en.wikipedia.org/wiki/American_Council_on_Science_and_Health*

135. *https://en.wikipedia.org/wiki/Journal_of_the_American_Medical_Association*

136. *https://en.wikipedia.org/wiki/Doi_(identifier)*

137. *https://doi.org/10.1001%2Fjama.1922.02640650028011*

138. *https://en.wikipedia.org/wiki/J._Clin._Gastroenterol.*

139. *https://en.wikipedia.org/wiki/J._Clin._Gastroenterol.*

140. *https://en.wikipedia.org/wiki/Doi_(identifier)*

141. *https://doi.org/10.1097%2F00004836-198908000-00017*

142. *https://en.wikipedia.org/wiki/PMID_(identifier)*

143. *https://pubmed.ncbi.nlm.nih.gov/2668399*

144. *https://en.wikipedia.org/wiki/Sir_William_Arbuthnot-Lane,_1st_Baronet*

145. *https://en.wikipedia.org/wiki/Annals_of_Internal_Medicine*

146. *https://en.wikipedia.org/wiki/Doi_(identifier)*

147. *https://doi.org/10.7326%2F0003-4819-96-3-365*

148. *https://en.wikipedia.org/wiki/PMID_(identifier)*

149. *https://pubmed.ncbi.nlm.nih.gov/7036818*

150. https://en.wikipedia.org/wiki/Colon_cleansing#cite_ref-27

151. *https://zenodo.org/record/1423417*

Capítulo 9

1.- La regeneración del hígado está mediada por un conjunto de células madre que expresan telomerasa a niveles elevados. Genética Médica News. Autor: Amparo Tolosa. Publicado el 2 de mayo de 2018.

2.- *Anatomía y fisiología hepática.*[155] Archivado[156] el 16 de mayo de 2017 en Wayback Machine[157]. Consultado el 3 de enero de 2017

3.- *El hígado. Evaluación de la insidiosa evolución de la enfermedad hepática.*[158] Informe de PKID sobre la hepatitis pediátrica.

4.- Kuntz E., Kuntz H-D. (2009). «chap.3: Morphology of the Liver»[159]. *Hepatology: Textbook and Atlas* (en inglés). Springer Science & Business Media. pp. 24-29. Consultado el 3 de junio de 2020.

5.- Hoja informativa HCSP. *EL VHC y el hígado.*[160] Archivado[161] el 17 de mayo de 2017 en Wayback Machine[162]. Hepatitis C Support Project, 2012. Consultado el 8 de enero de 2017.

6.- Mercedes Pérez Carreras, Gregorio Castellano: *Hígado y alcohol.* Servicio de Aparato Digestivo. Hospital Universitario 12 de octubre, Madrid. Consultado enero de 2017.

---

152.   https://en.wikipedia.org/wiki/Journal_of_the_American_Medical_Association

153.   https://en.wikipedia.org/wiki/Doi_(identifier)

154.   https://doi.org/10.1001%2Fjama.1919.02610010014002

155.   http://www.cirugiasanchinarro.com/sites/default/files/gonzales02.pdf

156.   https://web.archive.org/web/20170516204347/http:/www.cirugiasanchinarro.com/sites/default/files/gonzales02.pdf

157.   https://es.wikipedia.org/wiki/Wayback_Machine

158.   http://www.pkids.org/files/pdf/Spa_phrliv.pdf

159.   https://books.google.com.uy/books?id=oL6d9KuVqLQC&pg=PA25&lpg=PA25&dq=3.4+Hepatocytes+Hepatology+Kuntz&source=bl&ots=gWiOZeVLZ0&sig=ACfU3U2lxfX3BzLppnx040GKyO59Hylvbw&hl=es&sa=X&ved=2ahUKEwjbkJTS5PrpAhXIEbkGHehLAm4Q6AEwAHoECAYQAQ#v_43ec3e5dee6e706af7766fffea512721_onepage_6cff047854f19ac2aa52aac51bf3af4a_q_43ec3e5dee6e706af7766fffea512721_3.4_0bcef9c45bd8a48eda1b26eb0c61c869_20Hepatocytes_0bcef9c45bd8a48eda1b26eb0c61c869_20Hepatology_0bcef9c45bd8a48eda1b26eb0c61c869_20Kuntz_6cff047854f19ac2aa52aac51bf3af4a_f_43ec3e5dee6e706af7766fffea512721_false

160.   http://hcvadvocate.org/hepatitis/sp_factsheets/El%20h%C3%ADgado.pdf

161.   https://web.archive.org/web/20170517120922/http:/hcvadvocate.org/hepatitis/sp_factsheets/El%20h%C3%ADgado.pdf

162.   https://es.wikipedia.org/wiki/Wayback_Machine

7.- <u>Lorena Castro S.</u>: *Hígado graso no alcohólico.*[163] Archivado[164] el 27 de octubre de 2018 en Wayback Machine[165]. Consultado el 26 de diciembre de 2016.

Capítulo 10

1.- «Chelation: Therapy or "Therapy"?»[166]. *poison.org*. National Capital Poison Center. 6 de mayo de 2013 [2010]. Consultado el 9 de octubre de 2013.

2.-↑ Saltar a:*a*[167] *b*[168] Atwood, K.C., IV[169]; Woeckner, E.; Baratz, R.S.[170]; Sampson, W.I.[171] (2008). «Why the NIH Trial to Assess Chelation Therapy (TACT) should be abandoned»[172]. *Medscape Journal of Medicine* **10** (5): 115. PMC[173] 2438277[174]. PMID[175] 18596934[176].

3.-↑ Saltar a:*a*[177] *b*[178] *c*[179] «Chelation Therapy»[180]. American Cancer Society[181]. 1 de noviembre de 2008. Consultado el 14 de septiembre de 2013.

---

163.   http://www.elsevier.es/es-revista-revista-medica-clinica-las-condes-202-pdf-S0716864015001

164.   https://web.archive.org/web/20181027061629/http:/www.elsevier.es/es-revista-revista-medica-clinica-las-condes-202-pdf-S0716864015001

165.   https://es.wikipedia.org/wiki/Wayback_Machine

166.   http://www.poison.org/current/chelationtherapy.htm

167.   https://es.wikipedia.org/wiki/Terapia_de_quelaci%C3%B3n#cite_ref-Atwood2008_2-0

168.   ***https://es.wikipedia.org/wiki/***

Terapia_de_quelaci%C3%B3n#cite_ref-Atwood2008_2-1

169.   https://es.wikipedia.org/w/index.php?title=Kimball_Atwood&action=edit&redlink=1

170.   https://es.wikipedia.org/w/index.php?title=Robert_Baratz&action=edit&redlink=1

171.   https://es.wikipedia.org/w/index.php?title=Wallace_Sampson&action=edit&redlink=1

172.   https://www.ncbi.nlm.nih.gov/pmc/articles/PMC2438277

173.   https://es.wikipedia.org/wiki/PubMed_Central

174.   https://www.ncbi.nlm.nih.gov/pmc/articles/PMC2438277

175.   https://es.wikipedia.org/wiki/PubMed_Identifier

176.   https://www.ncbi.nlm.nih.gov/pubmed/18596934

177.   https://es.wikipedia.org/wiki/Terapia_de_quelaci%C3%B3n#cite_ref-acs_3-0

178.   ***https://es.wikipedia.org/wiki/Terapia_de_quelaci%C3%B3n#cite_ref-acs_3-1***

179.   ***https://es.wikipedia.org/wiki/Terapia_de_quelaci%C3%B3n#cite_ref-acs_3-2***

180.   http://www.cancer.org/treatment/treatmentsandsideeffects/complementaryandalternativemedicine/

pharmacologicalandbiologicaltreatment/chelation-therapy

181.   https://es.wikipedia.org/wiki/American_Cancer_Society

4.-↑[182] Food and Drug Administration[183] (FDA) (14 de octubre de 2010). «FDA issues warnings to marketers of unapproved 'chelation' products»[184].

5.-↑[185] Ernst, E.[186] (2000). «Chelation therapy for coronary heart disease: An overview of all clinical investigations»[187]. *American Heart Journal* **140** (1): 139-41. PMID[188] 10874275[189]. doi[190]:10.1067/mhj.2000.107548[191].

6.-↑ Saltar a:*a*[192] *b*[193] Weber, W.; Newmark, S. (2007). «Complementary and alternative medical therapies for attention-deficit/hyperactivity disorder and autism»[194]. *Pediatric Clinics of North America*[195] **54** (6): 983-1006. PMID[196] 18061787[197]. doi[198]:10.1016/j.pcl.2007.09.006[199].

7.-↑[200] «Boy with autism dies during 'chelation therapy'»[201]. *Behavior News*. Behavior Analysis Association of Michigan. 30 de agosto de 2005. Archivado desde el original[202] el 29 de noviembre de 2016. Consultado el 16 de agosto de 2015.

---

182.   https://es.wikipedia.org/wiki/Terapia_de_quelaci%C3%B3n#cite_ref-FDA_2010_warning_4-0

183.   https://es.wikipedia.org/wiki/Food_and_Drug_Administration

184.   http://www.fda.gov/NewsEvents/Newsroom/PressAnnouncements/ucm229320.htm

185.   https://es.wikipedia.org/wiki/Terapia_de_quelaci%C3%B3n#cite_ref-5

186.   https://es.wikipedia.org/wiki/Edzard_Ernst

187.   https://archive.org/details/sim_american-heart-journal_2000-07_140_1/page/139

188.   https://es.wikipedia.org/wiki/PubMed_Identifier

189.   https://www.ncbi.nlm.nih.gov/pubmed/10874275

190.   https://es.wikipedia.org/wiki/Digital_object_identifier

191.   https://dx.doi.org/10.1067%2Fmhj.2000.107548

192.   https://es.wikipedia.org/wiki/Terapia_de_quelaci%C3%B3n#cite_ref-Weber_6-0

193.   https://es.wikipedia.org/wiki/Terapia_de_quelaci%C3%B3n#cite_ref-Weber_6-1

194.   https://archive.org/details/sim_pediatric-clinics-of-north-america_2007-12_54_6/page/983

195.   https://es.wikipedia.org/w/index.php?title=Pediatric_Clinics_of_North_America&action=edit&redlink=1

196.   https://es.wikipedia.org/wiki/PubMed_Identifier

197.   https://www.ncbi.nlm.nih.gov/pubmed/18061787

198.   https://es.wikipedia.org/wiki/Digital_object_identifier

199.   https://dx.doi.org/10.1016%2Fj.pcl.2007.09.006

200.   https://es.wikipedia.org/wiki/Terapia_de_quelaci%C3%B3n#cite_ref-7

201.   https://web.archive.org/web/20161129083241/http://www.baam.emich.edu/baamnewsarchive/
BAAMbnachelationdeath.htm

202.   http://www.baam.emich.edu/baamnewsarchive/BAAMbnachelationdeath.htm

8.-↑ Saltar a:*a*[203] *b*[204] American College of Medical Toxicology[205]; American Academy of Clinical Toxicology[206] (February 2013), «Five Things Physicians and Patients Should Question»[207], *Choosing Wisely*[208]: *an initiative of the ABIM Foundation*[209] (American College of Medical Toxicology and American Academy of Clinical Toxicology), consultado el 5 de diciembre de 2013.

9.-↑[210] «Trial to Assess Chelation Therapy (TACT)»[211]. *ClinicalTrials.gov*[212] (ClinicalTrials.gov identifier NCT00044213). U.S. National Library of Medicine[213], National Institutes of Health[214], U.S. Dept. of Health and Human Services[215]. agosto de 2013.

10.-↑[216] National Institutes of Health[217] (NIH); National Center for Complementary and Alternative Medicine[218]; National Heart, Lung, and Blood Institute (7 de agosto de 2002). «NIH Launches Large Clinical Trial on EDTA Chelation Therapy for Coronary Artery Disease»[219]. *NIH News* ((NIH)). Archivado desde el original[220] el 28 de diciembre de 2014. Consultado el 16 de agosto de 2015.

203.   https://es.wikipedia.org/wiki/Terapia_de_quelaci%C3%B3n#cite_ref-toxicfive_8-0

204.   *https://es.wikipedia.org/wiki/Terapia_de_quelaci%C3%B3n#cite_ref-toxicfive_8-1*

205.   https://es.wikipedia.org/w/
index.php?title=American_College_of_Medical_Toxicology&action=edit&redlink=1

206.   https://es.wikipedia.org/w/
index.php?title=American_Academy_of_Clinical_Toxicology&action=edit&redlink=1

207.   http://www.choosingwisely.org/doctor-patient-lists/american-college-of-medical-toxicology-and-the-american-academy-of-clinical-toxicology/

208.   https://es.wikipedia.org/w/index.php?title=Choosing_Wisely&action=edit&redlink=1

209.   https://es.wikipedia.org/w/index.php?title=ABIM_Foundation&action=edit&redlink=1

210.   https://es.wikipedia.org/wiki/Terapia_de_quelaci%C3%B3n#cite_ref-TACT_9-0

211.   https://www.clinicaltrials.gov/ct2/show/NCT00044213

212.   https://es.wikipedia.org/wiki/ClinicalTrials.gov

213.   https://es.wikipedia.org/wiki/United_States_National_Library_of_Medicine

214.   https://es.wikipedia.org/wiki/National_Institutes_of_Health

215.   https://es.wikipedia.org/wiki/United_States_Department_of_Health_and_Human_Services

216.   https://es.wikipedia.org/wiki/Terapia_de_quelaci%C3%B3n#cite_ref-10

217.   https://es.wikipedia.org/wiki/National_Institutes_of_Health

218.   https://es.wikipedia.org/wiki/National_Center_for_Complementary_and_Alternative_Medicine

219.   https://web.archive.org/web/20141228031307/http:/nccam.nih.gov/news/2002/chelation/pressrelease.htm

220.   http://nccam.nih.gov/news/2002/chelation/pressrelease.htm